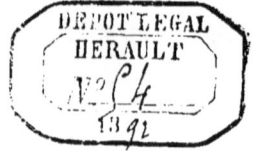

LA
CACHEXIE BRONZÉE

DANS LE DIABÈTE

PAR

Le Dr Rafael GONZALEZ HERNANDEZ

Ex-externe des hôpitaux (Concours 1888)
Ex-interne provisoire des hôpitaux (Concours 1890)

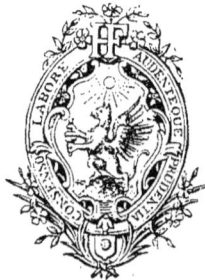

MONTPELLIER
IMPRIMERIE CENTRALE DU MIDI
(HAMELIN FRÈRES)
—
1892

LA
CACHEXIE BRONZÉE
DANS LE DIABÈTE

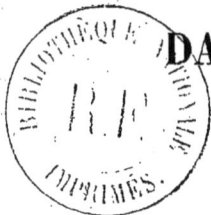

PAR

Le Dr Rafael GONZALEZ HERNANDEZ

Ex-externe des hôpitaux (Concours 1888)
Ex-interne provisoire des hôpitaux (Concours 1890)

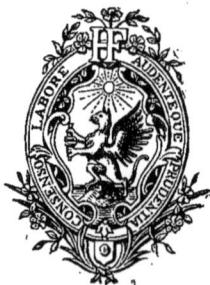

MONTPELLIER
IMPRIMERIE CENTRALE DU MIDI
(HAMELIN FRÈRES)

—

1892

A MON PÈRE

A MA MÈRE

A LA MÉMOIRE DE MES FRÈRES

A MON FRÈRE ET A MA SŒUR

R. GONZALEZ.

A TOUS MES PARENTS

A Mademoiselle Leonor **MEDINA RODRIGUEZ**

R. GONZALEZ.

PRÉFACE

La cachexie bronzée du diabète est un état morbide relativement très rare, puisque nous n'en avons pu trouver que trois observations dans la science. Il est vrai que l'existence de cette cachexie n'est signalée que depuis ces dernières années et que le travail de MM. Hanot et Chauffard, le premier paru, ne date que de 1882.

Nous n'avons pas eu la prétention de faire œuvre complètement originale en revenant sur ce sujet ; notre but, beaucoup plus modeste, a été d'ajouter une observation nouvelle, peut-être plus complète que ses aînées, aux observations précédentes. C'était en même temps une occasion pour nous de passer en revue toutes celles-ci et de chercher à fixer le tableau clinique, les lésions anatomiques et les causes pathogéniques de cette cachexie.

Le plan de notre travail sera donc très simple. Dans un premier chapitre nous exposerons les symptômes propres à la cachexie bronzée du diabète et nous en discuterons le diagnostic ; notre deuxième chapitre renfermera nos quatre observations ; le troisième aura trait à l'anatomie pathologique, et dans le quatrième, enfin, nous discuterons les théories pathogéniques émises par les auteurs.

Nous avons fait toutes ces recherches dans le laboratoire

de notre excellent Maître, M. le professeur Kiener; c'est lui qui nous a suggéré l'idée même de ce travail, et qui n'a cessé de nous aider de ses conseils et nous encourager de sa bienveillance dans cette étude quelquefois difficile, qui touche autant à l'anatomie pathologique qu'à la pathologie générale.

Nous devons ajouter qu'une grande partie de l'observation clinique du malade de l'observation IV avait été prise, dans le service de M. le professeur Grasset, par notre ami M. le docteur Portalier et publiée dans sa thèse de doctorat de 1891. Nous lui avons fait de larges emprunts pour la rédaction de notre observation personnelle.

Qu'il nous soit permis d'adresser à notre président de thèse, M. le professeur Kiener, nos plus sincères remerciements, non seulement pour les savantes leçons qu'il nous a données mais pour tous les nombreux témoignages d'estime et de délicate bienveillance qu'il n'a cessé de nous prodiguer.

Arrivé à la fin de nos études médicales et prêt à quitter la France, où nous avons trouvé la meilleure hospitalité, et cette ancienne Faculté de Montpellier, à laquelle nous devons tout notre enseignement médical, nous tenons à remercier profondément tous nos Maîtres de la Faculté dont les encouragements et la bienveillance ne nous ont jamais fait défaut.

LA

CACHEXIE BRONZÉE

DANS LE DIABÈTE

CHAPITRE PREMIER

DESCRIPTION CLINIQUE

Parmi les maladies qui donnent lieu à des troubles profonds de la nutrition, le diabète est certainement une de celles qui mènent le plus rapidement à la cachexie. Celle-ci a été notée par la plupart des auteurs qui se sont occupés de l'étude de la glycosurie. Mais, dans ces dernières années, MM. Hanot et Chauffard, dans un travail important (*Cirrhose hypertrophique pigmentaire dans le diabète sucré*, in *Revue de médecine*, 10 mai 1882) ont décrit une forme particulière de cette cachexie diabétique, qu'ils désignent sous le nom de *cachexie bronzée*.

Ces auteurs basent leur description sur deux observations d'une grande netteté, qui se rapportent à deux malades arrivés progressivement au dernier degré de la consomption marastique, alors que, comme ils le font remarquer, il est rare d'observer dans le diabète, et pendant une aussi longue période, une pareille émaciation et une asthénie musculaire aussi complète.

Postérieurement au mémoire de MM. Hanot et Chauffard, M. Letulle a présenté à la Société médicale des hôpitaux (*Compte rendu* de la séance du 11 décembre 1885) un travail sur le même sujet. Nous y avons recueilli une observation remarquable et qui ressemble trait pour trait aux observations précédentes. Quoique la connaissance de cette forme particulière de cachexie ne repose que sur quelques cas, l'ensemble des symptômes est donc assez net pour que les cas identiques attirent l'attention du clinicien.

C'est ce qui est arrivé pour un malade qui est demeuré longtemps dans le service de M. le professeur Grasset, dont la maladie a pour ainsi dire évolué entièrement dans les salles et qui a fait l'objet d'une observation soutenue. Il a présenté tous les signes qui caractérisent la cachexie pigmentaire du diabète, et c'est à ce titre que nous publions son observation.

Nous avons donc en tout quatre observations qui présentent, tant au point de vue clinique qu'au point de vue anatomopathologique, des ressemblances profondes.

Le tableau clinique dans son ensemble nous montrera donc l'existence de caractères assez particuliers pour que, si nous les rencontrons au lit du malade, nous songions immédiatement à en chercher la cause pathogénique dans le diabète. Cette importance diagnostique est démontrée pleinement par la lecture des observations I et II de MM. Hanot et Chauffard : dans l'observation I, M. Rendu, qui avait vu le premier le malade, hésitait entre plusieurs hypothèses, parmi lesquelles l'existence d'une véritable maladie d'Addison et n'arriva que plus tard au véritable diagnostic ; mais dans la seconde, éclairé par la connaissance de la pigmentation particulière des téguments, les mêmes auteurs, par une marche inverse, arrivèrent au diagnostic et recherchèrent immédiatement le diabète.

Ce moyen de diagnostic est d'autant plus important à connaître que le diabétique pourra ne présenter de longtemps aucune trace de sucre dans les urines, comme il arrive dans l'observation III due à M. Letulle.

Convaincus de l'existence de symptômes propres à une cachexie pigmentaire diabétique, nous devons réunir toutes les données fournies par nos quatre observations, de façon à tracer le tableau clinique de cette cachexie. Mais nous ne devons pas oublier qu'à côté de certains symptômes particuliers ce tableau comprendra des symptômes qui se rencontrent dans tous les états cachectiques, tels que ceux que peut produire le diabète lui-même (cachexie sans pigmentation), l'impaludisme, l'anémie pernicieuse... etc. Nous verrons dans la suite de cette étude, qu'il y a des analogies très considérables entre ces deux dernières maladies et la cachexie bronzée du diabète ; nous verrons que dans tous ces cas il se produit une destruction globulaire intense ayant comme conséquence la pigmentation des organes. Cette pigmentation est la cause première des désordres qui amènent la cachexie et la mort.

Ces malades, dont la pigmentation de la peau, c'est-à-dire un des premiers symptômes de la cachexie, est apparue rapidement après le début du diabète, ont présenté une diminution graduelle de l'embonpoint et des forces. Cet amaigrissement est, dans tous les cas, devenu extrême, entraînant la disparition de toute trace de tissu adipeux. L'émaciation a toujours augmenté fatalement jusqu'à la mort.

L'état des forces suit la même marche. La faiblesse du début augmente rapidement et arrive à une débilité très considérable ; bientôt le malade peut à peine se tenir debout, et l'asthénie musculaire devient extrème jusqu'au moment où il ne peut plus marcher, et ne peut même pas, dans la dernière période, se retourner dans son lit.

Chez trois malades, on note un œdème des membres inférieurs qui, dans certains cas, coïncide avec l'ascite (obs. II et III), mais qui, dans l'observation IV, par exemple, est surtout périmalléolaire et sous la dépendance de la cachexie. Il est à noter que cet œdème présente une teinte blafarde particulière (obs. II).

Les fonctions digestives sont profondément troublées. Si les troubles digestifs, en effet, sont des symptômes propres du diabète en général, ils s'aggravent dès le début de la période cachectique. Chez tous nous notons la diminution progressive de l'appétit, qui arrive à l'anorexie absolue, en même temps que, chez certains, on constate un dégoût profond des aliments (obs. IV) et un refus même de toute alimentation. La diarrhée est générale, sauf dans l'observation III, où il y a de la constipation. Cette diarrhée devient intense, persistante, et peut prendre, vers la fin, une forme aiguë et s'accompagner de vomissements (obs. IV).

La soif, qui est demeurée vive pendant toute la durée de la maladie, peut disparaître dans la dernière période.

La rate ne paraît pas atteinte et ne provoque aucun symptôme particulier, mais toutes les observations signalent une tuméfaction douloureuse du foie avec conservation de la forme générale de cet organe et de son bord lisse.

En dehors de la glycosurie et des hématuries finales (obs. IV), l'examen des urines n'a rien révélé du côté du rein. Nous devons faire remarquer que le sucre peut être absent des urines pendant toute l'évolution de cette cachexie (obs. III), ou bien disparaître dans la dernière période.

Pas de troubles fonctionnels non plus que d'altérations organiques du cœur. Du côté de la circulation générale, on note des épistaxis abondantes et répétées, des hématuries qui ont apparu peu de temps avant la mort (obs. IV).

Au niveau de l'appareil respiratoire on constate des congestions actives pouvant arriver à l'hépatisation, de l'hypostase et même la présence d'excavations (obs. I).

Au point de vue du système nerveux, l'intelligence demeure intacte jusqu'à la fin ; on note quelques troubles de la sensibilité consistant en de l'hyperesthésie des membres surtout marquée à leur face interne. En outre de la faiblesse générale, notre observation relate une parésie des mains et des avant-bras, et l'abolition du réflexe rotulien à la dernière période.

Enfin la mort se produit, soit dans un état soporeux qui peut durer plusieurs jours, soit dans le coma, soit plus simplement par les progrès du marasme.

Mais le symptôme le plus frappant, chez ces quatre malades, est la coloration particulière des téguments, et la marche suivie par cette véritable mélanémie. Cette coloration de la peau a paru caractéristique aux auteurs qui l'ont observée. Aussi, pour MM. Hanot et Chauffard, elle consiste en une teinte bronzée de la peau qui rappelle celle de malades atteints d'impaludisme ancien avec quelques reflets plombés analogues à ceux des argyriques. Pour M. Letulle, le fond même des téguments est d'un noir bleuâtre.

Chez notre malade, on note aussi cette teinte bronzée à reflets bleuâtres, plutôt gris que bruns, quelque chose en un mot de caractéristique. Mais ce qui a été bien observé par tous les auteurs, c'est que cette teinte plombée est uniformément étendue à la totalité des téguments externes, alors que les muqueuses ne présentent aucune trace de pigmentation.

Dans un cas, la teinte bronzée paraissait cependant plus marquée au niveau de la face (obs. II).

Dans les trois cas cités par les auteurs (obs. I, II et III), la coloration anormale est apparue rapidement après le début du diabète et a été un des premiers symptômes de la cachexie. Chez notre malade (obs. IV), nous avons pu observer très nettement l'apparition de la coloration des téguments comme un des signes de début de la période cachectique. A son entrée, en effet, alors que la dépérissement était déjà notable, mais sans cachexie proprement dite, il présentait une teinte jaunâtre des téguments rappelant un peu la maladie d'Addison. Mais, à mesure que la cachexie fait des progrès, la teinte bronzée se marque aussi de plus en plus, devient uniforme et revêt les caractères particuliers que nous lui avons décrits tout à l'heure.

Dans les trois autres observations, nous voyons également cette coloration augmenter d'intensité avec les progrès de la cachexie et devenir enfin très marquée quelque temps avant la mort.

Nous devons signaler aussi quelques troubles trophiques de la peau, qui devient sèche, rugueuse ; dans un cas (obs. IV), un érythème localisé à l'hypogastre et aux fosses iliaques disparaît au bout de cinq jours, laissant au niveau des endroits atteints une coloration plus foncée de la peau.

Nous venons de passer en revue tous les symptômes dont l'ensemble forme le tableau clinique de la cachexie bronzée spéciale au diabète. Mais, puisqu'il s'agit de troubles cachectiques, on ne sera pas étonné de trouver dans cette description des symptômes communs à toutes les cachexies. L'anémie, l'amaigrissement, les troubles digestifs plus ou moins prononcés, la perte d'appétit, la diarrhée, les vomissements, de même que l'œdème et les hémorragies sont le fait des troubles profonds de la nutrition et apparaissent ici au même titre que dans la cachexie paludéenne ou l'anémie pernicieuse.

Dans l'évolution de tout diabète, sans pigmentation des téguments, on peut observer l'existence d'un véritable état cachectique présentant quelques phénomènes caractéristiques, tels qu'un amaigrissement et une perte de forces très prononcés. Mais ces symptômes sont rarement suffisants pour permettre, à eux seuls, le diagnostic pathogénique, d'autant plus que le malade est ordinairement enlevé de bonne heure par des complications variées. Betz, qui a fait une statistique à ce sujet, a montré, en effet, que le malade n'arrive que dans un petit nombre de cas à la consomption finale, terme naturel du diabète qui n'a pas été enrayé dans son évolution.

Dans nos quatre observations, au contraire, les malades sont arrivés jusqu'au dernier degré de la cachexie et se sont éteints par les progrès du marasme. L'amaigrissement, la débilité sont devenus excessifs, l'asthénie musculaire et les troubles digestifs ont atteint leur plus haut degré, et on a noté, en outre, une coloration particulière des téguments, dont la marche est en rapport direct avec la cachexie elle-même.

La cachexie bronzée se distingue donc de la cachexie qui peut arriver dans le cours du diabète :

1° Par son début précoce, sa marche qui dure des mois et amène la mort par l'évolution progressivement fatale de la maladie ;

2° Par son intensité ;

3° Par un symptôme très important, caractéristique, la coloration bronzée des téguments.

Mais l'on ne trouve pas la coloration des téguments seulement dans la cachexie bronzée du diabète. Dans la cachexie paludéenne, l'anémie pernicieuse, l'argyrisme, la maladie d'Addison, en dehors des signes communs à ces divers états cachectiques et que nous avons énumérés plus haut, nous devons noter des pigmentations diverses de la peau qui viendront rendre encore le diagnostic plus délicat.

Nous allons tâcher d'établir les principaux signes différentiels de ces maladies.

Il sera nécessaire, pour arriver à ce but, d'interroger plusieurs éléments, la marche même de la maladie, les caractères de la coloration de la peau, la distribution et l'évolution de la pigmentation externe.

Les premiers auteurs ont été embarrassés surtout pour distinguer cette cachexie bronzée de la maladie d'Addison. Dans l'observation I de MM. Hanot et Chauffard, nous avons vu M. Rendu hésiter longtemps dans son diagnostic.

Dans la maladie d'Addison, la peau est brunâtre et rappelle la teinte du mulâtre, tandis que, dans la cachexie pigmentaire du diabète, la peau présente plutôt un aspect gris de fer à reflets bleuâtres. Au point de vue de la distribution, ce fond brun, qui constitue la pigmentation dans la maladie d'Addison, peut être dans quelques rares cas uniforme, mais ordinairement il est parsemé de taches plus pigmentées, avec une intensité de coloration plus grande au mamelon et au scrotum. On note en outre des parties complètement décolorées, de véritables plaques de vitiligo. Cette pigmentation atteint aussi les muqueuses : lèvres, gencives, face interne des joues, petites lèvres, gland, etc., etc.

Dans la cachexie bronzée du diabète, la teinte bleuâtre est uniformément distribuée à tous les téguments, et les muqueuses demeurent complètement indemnes. On ne trouve pas les taches brunâtres ni les plaques de vitiligo. De plus, tandis que la coloration, dans la maladie d'Addison, n'arrive quelquefois à être généralisée que par réunion des taches isolées, dans la cachexie bronzée du diabète la pigmentation est uniforme d'emblée et croît d'intensité avec les progrès de la cachexie.

D'ailleurs, les symptômes propres à chacune des deux maladies nous aideront dans le diagnostic. En effet, dans la maladie d'Addison, la coloration de la peau peut être intense sans qu'il y ait trace de cachexie; on ne trouve ni amaigrissement, ni diarrhée, mais une asthénie profonde typique, accompagnée de vertiges et de défaillances. On ne trouve pas non plus la douleur et la tuméfaction du foie, la glycosurie, l'émaciation étonnante et la perte radicale de forces qui caractérisent la cachexie diabétique.

Nous ne dirons qu'un mot de l'*argyrisme*. La coloration bleuâtre de la peau limitée à la face et aux mains, c'est-à-dire aux parties découvertes, la connaissance d'un traitement antérieur par le nitrate d'argent, suffiront pour éviter toute erreur de diagnostic.

Mais il y a un autre état morbide que l'on pourrait confondre avec la cachexie bronzée, car il a de commun avec celle-ci les symptômes de la cachexie en général et des troubles marqués dans la coloration des téguments, c'est la cachexie paludéenne, dont notre savant maître, M. le professeur Kiener, a fait une étude approfondie. Décrivant les lésions de la cachexie paludéenne et citant les observations de MM. Hanot et Chauffard, et de M. Letulle au sujet de la cachexie bronzée du diabète, il écrit : « La lecture des observations ne laissera aucun doute sur les analogies qui existent entre cette forme de cachexie paludéenne et la cachexie diabétique. Quelque différente que soit leur origine, les deux cachexies ont des symptômes communs et une marche similaire. » Nous ne pouvons mieux faire, pour arriver à démontrer les différences qui existent entre les deux cachexies, que de citer les paroles suivantes de notre maître : « Nos malades (paludéens) présentent, en effet, un affaiblissement et un amaigrissement progressifs, une coloration sombre et bronzée de la peau contrastant avec la pâleur

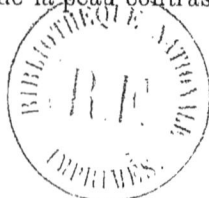

des muqueuses, l'hypertrophie douloureuse du foie et dans les derniers jours de la vie un état soporeux ou comateux, des ecchymoses et des pétéchies. L'origine paludéenne de la cachexie se manifeste chez eux par l'hypertrophie constante et considérable de la rate, des accès de fièvre rebelle et quelquefois pernicieux, et enfin l'ictère, symptôme fréquent à toutes les périodes de l'intoxication. »

Chez nos malades atteints de cachexie bronzée diabétique, nous avons vu, en effet, que la rate demeurait normale, et nous n'avons jamais constaté de fièvre tenant à la maladie elle-même. Dans le seul cas qui nous est personnel, nous avons observé un peu de fièvre, accident d'ailleurs passager, qui a duré deux jours et ne s'est plus renouvelé. Enfin, caractère assez important, les fonctions intellectuelles demeurent intactes jusqu'à la fin. De plus, la coloration de la peau, quoique uniformément répandue à tout le corps et respectant les muqueuses, comme dans la cachexie diabétique, n'a pas la teinte bleuâtre, gris de plomb de cette dernière, mais une teinte brun roux qui est bien connue.

CHAPITRE II

OBSERVATIONS

OBSERVATION PREMIÈRE

Mélanodermie, hypertrophie du foie et diabète

HANOT ET CHAUFFARD [1]

Le nommé X..., conducteur d'omnibus, est amené à l'hôpital Tenon au mois d'août 1880, pour une affection à symptômes obscurs. Cet homme raconte que, depuis un mois, il est dyspeptique, digérant mal, ayant de la pesanteur d'estomac, une barre abdominale, une sensation habituelle de tension dans la région du foie ; des gardes-robes rares, un manque d'appétit presque absolu, avec dégoût pour la viande. Depuis cette période, il a senti ses forces diminuer et a maigri notablement.

Au moment de son entrée, ce qui frappe tout d'abord, c'est la teinte bronzée de sa peau, qui rappelle un peu celle des malades atteints d'impaludisme ancien avec quelques reflets plombés, analogues à ceux que présentent les argyriques.

Cependant cet homme n'a jamais eu de fièvre intermittente. Il est né à Merdrignac (Côtes-du-Nord), localité salubre ; il n'a jamais usé non plus de nitrate d'argent.

Cette coloration spéciale aurait pu faire penser à une maladie bronzée ; mais, outre que les muqueuses étaient absolument indemnes de toute pigmentation, les téguments ne présentaient nullement ce mé-

---

(1) *Cirrhose hypertrophique pigmentaire dans le diabète,* par V. Hanot et A. Chauffard (*Revue de médecine,* 1882, p. 385).

lange de plaques pigmentaires, de taches de vitiligo, qui manquent si rarement dans la maladie d'Addison.

C'était une teinte plombée uniforme, tout à fait terreuse, à reflets gris plutôt que bruns, quelque chose, en un mot, de tout à fait caractéristique.

Tous les organes, examinés avec soin chez cet homme, se montrèrent sains ; poumons et cœur absolument normaux ; urines non albumineuses, dents belles, gencives absolument normales.

La localisation anatomique de l'affection paraissait donc concentrée vers le foie ou l'estomac ; or voici ce que révélait l'examen : la région épigastrique était un peu ballonnée, ce qui tenait à des gaz très fréquents au moment de la digestion.

Il n'existait point de dilatation des veines superficielles au niveau du foie, rien qui témoignât d'un trouble de la circulation-porte. Il n'existait aucune trace d'ascite.

La rate ne semblait pas grosse et n'était certainement pas douloureuse ; seul, le foie présentait quelques particularités qui permettaient de soupçonner qu'il était malade.

Ainsi, la palpation un peu brusque de l'hypochondre droit était douloureuse ; en marchant, le malade sentait quelques tiraillements. A la percussion, on sentait l'organe déborder de deux travers de doigt les côtes, quoique sa limite supérieure fût normale ; il nous parut donc que le foie était augmenté de volume.

Mais le diagnostic n'en restait pas moins obscur. Rapprochée de la notion d'une dyspepsie progressivement croissante, avec dégoût de la viande, flatulence, constipation, l'augmentation de volume du foie pouvait s'interpréter de plusieurs façons, et, je dois le dire, aucune de ces interprétations ne satisfaisait absolument l'esprit.

On pouvait se demander d'abord si nous n'étions pas en présence d'un cancer du foie au début ; l'anorexie absolue, l'absence de tuméfaction de la rate, l'amaigrissement et la perte des forces y faisaient involontairement songer ; mais l'aspect général du malade n'était pas celui d'un cancéreux, il n'y avait point d'ascite, enfin ce qu'on sentait du foie montrait cet organe absolument libre et son bord tranchant tout à fait normal.

L'absence d'ictère, d'antécédents, de douleur hépatique, ne permettent pas de songer à une lithiase biliaire à forme insolite : il n'avait jamais eu de fièvre ni d'accidents pseudo-intermittents. D'autre part, l'état général était trop mauvais pour faire croire à un kyste hydatique simple ; d'ailleurs, il n'y avait réellement pas de voussures dans la région hépatique.

On était donc conduit par exclusion à soupçonner une cirrhose, mais ici encore bien des symptômes manquaient : pas d'hypertrophie de la rate, point d'ascite, aucune dilatation des veines sous-cutanées abdominales, aucune trace de périhépatite concomitante. Les urines plaidaient bien en faveur d'une cirrhose ; elles étaient peu abondantes, de couleur foncée, mais ne déposaient pas cependant des urates colorés, des sédiments briquetés, comme dans la cirrhose franche. Enfin, les antécédents n'impliquaient guère l'idée de cette maladie : le malade était un père de famille rangé, de mœurs sobres, n'ayant jamais fait d'excès et ne présentant aucun symptôme d'alcoolisme ni de syphilis.

Malgré cette ensemble de signes peu positifs, ce fut cependant au diagnostic d'une cirrhose que je m'arrêtai, en considérant ce fait comme un exemple de sclérose hépatique inusitée et toute spéciale.

Le traitement que j'instituai fut le suivant : eau de Vichy, pepsine aux repas, boissons amères, macération de quinquina, vin de gentiane pour stimuler l'appétit, aliments azotés, en petite quantité ; viande, œufs et lait, peu de farineux et point de substances grasses. Bains sulfureux tous les deux jours, pour faire fonctionner la peau.

Sous l'influence de cette médication, un mieux notable se déclara au bout de quelques jours. Le malade perdit le dégoût des aliments et commença à manger avec un certain appétit ; toutefois, je dois dire qu'il avait toujours plus soif que faim, circonstance qui ne me frappa pas à ce moment autant qu'elle aurait dû le faire. La peau restait également toujours sèche et terreuse.

Vers la fin de mai, cinq semaines après son entrée, le malade était sensiblement plus fort ; à l'insomnie des premières nuits avait succédé un sommeil régulier ; l'appétit était complètement revenu, et le malade mangeait quatre portions. Cependant il ne reprenait pas beaucoup d'embonpoint, comme on aurait dû s'y attendre. Les urines étaient toujours riches en matières colorantes, mais pas très abondantes : 1 litre 1/2 à 2 litres par jour environ.

En juin, le malade fut soumis aux amers, au quinquina, au fer, à l'hydrothérapie ; le mieux persista et s'accentua si bien qu'il demanda sa sortie.

Il nous revint deux mois après, vers la fin d'août, dans un état très mauvais. Émaciation considérable, voix cassée, peau sèche, terreuse et recouverte d'une sorte de farine ressemblant à la poussière d'urée que l'on voit chez certains cholériques algides, pouls petit et fréquent, langue sèche, soif vive, inappétence profonde et insomnie, tels étaient les symptômes prédominants alors. Le foie, chose curieuse, paraissait absolument normal, non douloureux, nullement hypertrophié : il n'y avait plus trace de la prétendue cirrhose ; c'est alors que l'idée du diabète traversa mon esprit: séance tenante, les urines furent examinées, et l'on y trouva une proportion de sucre considérable, plus de 60 grammes par litre.

Le malade fut soumis, comme la première fois, à la médecine alcaline, mais à petite dose ; le fond du traitement consista en toniques et excitants diffusibles (quinquina, thé, eau de Spa, alimentation réparatrice). Les urines dosées tous les huit jours, montrèrent bientôt que la maladie entrait dans une meilleure phase. Les premières analyses donnaient 4 litres d'urine et 60 grammes de sucre, par conséquent près de 250 grammes de sucre en vingt-quatre heures; quelques semaines plus tard, elles étaient tombées à 2 litres avec 20 grammes de sucre ; mais un symptôme persistait toujours, c'était l'insomnie : on dut le combattre avec l'opium à dose progressivement croissante. Le malade arriva à prendre 12 centigrammes d'extrait thébaïque en vingt-quatre heures, par pilules de 1 centigramme. C'était pour lui le moyen le plus efficace de diminuer sa soif et la quantité de sucre.

L'ergot de seigle fut essayé chez lui dans ce but, mais sans succès.

Le malade resta ainsi dans le service jusqu'en novembre ; son état général n'était pas mauvais, mais les forces ne revenaient pas. Il nous quitta dans les premiers jours de décembre, revint dans les premiers jours de janvier, et quitta de nouveau le service, en apparence dans le même état, mais en réalité beaucoup plus faible. La quantité de sucre que contenaient ses urines variait de 30 à 40 grammes par litre, et la proportion d'urine des vingt-quatre heures s'élevait à 3 ou 4 litres.

Il n'était « donc pas douteux que la maladie ne fût entrée dans sa phase consomptive. »

X.... entre le 21 mars 1881 dans mon service de l'hôpital provisoire de la rue des Tournelles.

Il est très amaigri; le tégument externe présente sur toute son étendue une contraction bronzée très accusée, analogue à celle qu'on rencontre chez les individus atteints de maladie d'Addison. Légère teinte subictérique des conjonctives.

Le malade se plaint surtout d'une sensation pénible à l'hypochondre droit, malaise continu qui s'exaspère à la pression de la région. La matité hépatique s'étend depuis le mamelon jusqu'à quatre travers de doigt au-dessous des fausses côtes, au niveau du creux épigastrique, jusqu'à un travers de doigt au-dessous de la dernière côte.

Le ventre n'est pas ballonné ; pas d'ascite, pas de développement des veines sous-cutanées abdominales.

Langue sèche, luisante, rouge vif, pas de vomissements ni de diarrhée. Appétit médiocre.

Pas de toux, auscultation des poumons négative. Pas d'hypertrophie du cœur ; pas de souffle ; rythme régulier. Pas d'hypertrophie appréciable de la rate. Pas de céphalalgie ; pas de vertiges, ni de bourdonnements d'oreilles, ni de troubles de la vue.

Sur l'abdomen et sur les cuisses, nombreux furoncles d'une teinte lie de vin, avec quelques points de sphacèle.

Le malade a rendu 4 litres d'urine dans les vingt-quatre heures. Urine jaune foncée contenant 80 grammes de sucre par litre.

Traitement. — 20 grammes de glycérine, 2 grammes d'extrait de quinquina, vin de quinquina, 0 gr. 05 d'extrait thébaïque ; viandes, banyuls et bordeaux.

4 avril. — Depuis quelques jours, le malade a perdu l'appétit, le pouls s'est accéléré, la température s'élève progressivement jusqu'à 39°. Sueurs profuses.

Frissonnements successifs. Douleur sous le sein gauche ; à l'auscultation, râles crépitants au sommet du poumon gauche et surtout dans la fosse sus-épineuse.

De 300 grammes, le sucre est descendu à 200 grammes.

Le 11, le même état s'est prolongé jusqu'à aujourd'hui ; souffle tubaire profond dans la fosse sus-épineuse gauche, mêlé aux râles sous-crépitants.

Expectoration muco-purulente assez abondante. Diarrhée. L'appétit est un peu revenu.

Le 18, la diarrhée augmente. L'amaigrissement et l'abattement font des progrès de jour en jour. Au-dessus du sein gauche, anthrax du volume d'une noix, d'une teinte violacée.

Le 22, l'état s'aggrave de plus en plus; 2 litres d'urine et 25 grammes de sucre par litre.

Somnolence continuelle.

Le 23, la moitié antérieure de la langue a un aspect jaunâtre, parcheminé; l'épiderme est transformée en une coque épaisse, sèche, qui s e soulève en gondolant. Le doigt, en pressant sur cette plaque, perçoit une sorte de fluctuation et parfois comme des crépitations gazeuses.

Le 25, prostration. La teinte bronzée semble s'accuser encore. Le malade ne prend plus qu'un peu de vin.

Le 27, même état.

Le 30, coma complet. Mort à neuf heures du soir.

Autopsie. — Pas d'altération de l'encéphale appréciable à l'œil nu.

Liquide céphalo-rachidien très peu abondant. Aucune modification macroscopique du plancher du quatrième ventricule. Artères de la base non athéromateuses. Poumon droit congestionné.

Au sommet du poumon gauche, masse caséeuse du volume d'une pomme d'api, avec une excavation du volume d'une noisette à son centre. Le reste du lobe supérieur est splénisé, ne crépite plus sous le doigt, et ce tissu mamelonné sur la coupe tombe au fond d'un vase d'eau. Point de granulations grises bien nettes. Le reste de l'organe est congestionné avec nodules confluents gris blanchâtres péribronchiques.

Pas de lésion pleurale.

Le myocarde est flasque, de teinte feuille morte, parsemé de taches brunâtres sur la coupe.

Teinte brunâtre de l'endocarde.

Pas de lésions valvulaires ni aortiques. Pas de caillot dans le ventricule ni dans l'artère pulmonaire.

Les reins ont un poids moyen de 82 grammes; leur capsule s'enlève aisément, et ils présentent sur la coupe une teinte brunâtre piquetée de points noirs plus foncés à la base des pyramides.

La rate, diffluente, couverte de plaques laiteuses, pèse 30 grammes.

Pas de lésion du tube digestif.

Pas d'ascite.

Le foie, très augmenté de volume, pèse 1,860 grammes. Sur la convexité, quelques cicatrices linéaires; on en remarque surtout une en V sur le lobe gauche, une en Y sur le lobe droit, et, près de celle-ci, une en forme d'étoile. La partie antérieure du lobe droit présente aussi plusieurs sillons linéaires dont quelques-uns offrent un aspect rayonné.

A la coupe, on trouve le parenchyme hépatique induré, résistant et granuleux. Il présente une teinte générale de vieux cuir, nuancé de plaques brunes, noirâtres ou jaunâtres.

Aucune lésion des capsules surrénales.

Examen histologique du foie. — Sur des coupes examinées avec un faible grossissement (obj. 1 Vérick), on est frappé tout d'abord de l'altération scléreuse profonde du tissu hépatique ; on peut dire qu'il existe sur une surface donnée presque autant de tissus fibreux que de tissus glandulaires. Partout on voit de larges travées conjonctives, à contours irréguliers et festonnés, et qui, tantôt s'élargissent en forme de plaques, tantôt se prolongent en bandes plus étroites.

Toute trace de la disposition réciproque normale des éléments hépatiques a disparu, et ce qui reste de la substance glandulaire constitue des nodules semés dans le stroma conjonctif et aussi dissemblables dans leurs formes que dans leurs dimensions. Les uns sont petits et presque circulaires ; les autres sont allongés, sinueux, échancrés par les travées conjonctives qui les pénètrent et les augmentent. La lésion est si avancée, que la lobulation primitive du foie n'est presque plus reconnaissable ; les veines sus-hépatiques ne sont plus représentées que par quelques orifices irrégulièrement arrondis et plongés dans le tissu fibreux.

Quant aux espaces-portes, on les reconnaît facilement aux organes qui les traversent. A ce niveau, on constate une dilatation notable des rameaux de la veine-porte et un épaississement très net de la paroi propre des gros conduits biliaires. Mais les artères surtout sont profondément altérées par une endartérite ancienne et presque oblitérante ; leur lumière est réduite sur des coupes transversales à une fente étoilée, limitée de toutes parts par un tissu stratifié, vaguement fibrillaire et semé de cellules fusiformes.

Ainsi, sclérose ancienne et profonde, occupant à la fois les espaces-portes et les régions périphériques et centrales du lobule, dissociant même celui-ci, mais ne présentant nulle part de dispositions annulaires.

Avec un plus fort grossissement, on constate que les cellules hépatiques sont très altérées : graisseuses au centre des îlots qu'elles forment, elles sont à la périphérie chargées de granulations pigmentaires et colorées en brun foncé. En outre, on distingue dans les travées conjonctives un réseau très riche de pseudo-canalicules biliaires, anastomosés entre eux, constitués par de petites cellules cubiques, disposées bout à bout, et souvent sans lumière centrale. Enfin, on voit se mélanger avec ces pseudo-canalicules des formations pigmentaires très abondantes, qui, à un plus fort grossissement, paraissent manifestement constituer les derniers restes des cellules hépatiques pigmentées et atrophiées au sein du tissu fibreux qui les entoure.

La partie sécrétante et active de l'organe est donc détruite presque entièrement par un triple travail régressif, de dégénérescence graisseuse, de dégénérescence pigmentaire atrophique et de transformation pseudo-canaliculaire. »

OBSERVATION II

Diabète sucré. — Cirrhose hypertrophique du foie, avec pigmentation cutanée et viscérale. — Mort.

(HANOT et CHAUFFARD)

Charles P..., âgé de trente-sept ans, entre le 24 août 1881 au n₀ 22 de la salle Saint-Jérôme, dans le service de M. le professeur Jaccoud, qui remplaçait alors M. le docteur Hanot.

Antécédents héréditaires. — Le père du malade est mort de phtisie pulmonaire. Pas d'autre tare diathésique dans la famille.

Antécédents personnels.— Charles P... n'a jamais eu d'autre maladie que celle qui l'amène actuellement à l'hôpital. C'est un homme sobre, rangé, qui n'a pas eu la syphilis et n'a jamais fait d'excès alcooliques.

Un an avant l'entrée à l'hôpital, dans l'été de 1880, la santé générale commence à s'altérer : des douleurs abdominales, accompagnées de coliques et de diarrhée, se montrent ; l'acuité visuelle diminue ; la soif et la quantité des urines augmentent d'une façon très notable, en même temps que l'amaigrissement et la perte de forces vont en croissant.

Depuis le mois de décembre 1880, de la polyphagie est survenue, puis les facultés génitales, diminuées déjà, disparaissent complètement.

En janvier 1881, ictère léger de courte durée. L'affaissement est assez prononcé pour forcer le malade à garder le lit, qu'il ne quitte presque plus jusqu'au moment où il se décide à entrer à l'hôpital.

État actuel. — Ce qui frappe tout d'abord, c'est d'une part l'amaigrissement extrême, l'aspect profondément débile et cachectique du malade ; c'est ensuite la teinte grisâtre et légèrement bronzée des téguments, surtout au niveau de la face.

Le malade ne tousse pas, et l'examen minutieux de la poitrine ne fait reconnaître aucune lésion. L'appétit et la soif sont notablement augmentés, sans atteindre cependant les proportions extrêmes que l'on observe chez certains diabétiques ; cinq à six litres de liquide suffisent pour les vingt-quatre heures. Les digestions sont faciles et régulières ; mais la diarrhée est habituelle et provoque trois à quatre selles par jour.

Le ventre est peu saillant, indolent, souple ; quelques veines sous-cutanées forment réseau dans sa moitié sous-ombilicale. Le foie est très développé, surtout au niveau du lobe gauche ; la palpation permet d'en apprécier aisément les contours et de voir que, si sa consistance semble légèrement accrue, l'organe a conservé sa forme générale et son bord inférieur lisse et tranchant. La matité hépatique est de 15 centimètres sur la ligne axillaire. Ces différentes explorations sont du reste douloureuses, et le foie est le siège d'une véritable douleur sourde, soit spontanée, soit provoquée.

La quantité des urines rendues en vingt-quatre heures varie entre quatre et six litres, sept au maximum. Elles n'ont pas la pâleur un peu lactescente qu'ont souvent les urines diabétiques ; leur coloration est ambrée, leur densité oscille entre 1030 et 1035.

Pas d'azotine ; l'urée totale éliminée dans les vingt-quatre heures varie de 40 grammes, chiffre maximum, à 20 grammes au minimum. Le quantité de glycose contenue par litre est de 40 à 50 grammes, suivant la quantité d'urine, soit en moyenne 300 grammes par jour.

Traitement. — On met le malade au régime complet, avec pain de gluten, viande rôtie et 2 litres de vin par jour.

0 septembre. — Excoriations balano-préputiales, plaque de lymphangite réticulaire sur le dos de la verge, le pli de l'aine et la paroi abdominale. Disparition rapide de ce léger accident au moyen de cataplasmes de fécule.

15. — Même état général et local ; aucune amélioration ; le malade conserve juste assez de force pour se lever un moment chaque jour et faire quelques pas dans la salle. On commence l'emploi de l'extrait de valériane, à la dose de 4, puis de 6 grammes par jour.

25. — L'appétit est depuis quelques jours très diminué ; sans qu'il y ait cependant de répugnance pour les aliments, de même pour la soif ; le malade ne mange ni ne boit plus que ne fait d'ordinaire un homme de son âge ; la diarrhée est moins prononcée, et il n'y a guère qu'une ou deux selles liquides par jour. Les urines sont beaucoup plus rares (de 1,500 à 2,000 grammes), plus foncées, elles contiennent seulement de 15 à 20 grammes d'urée totale par jour ; leur densité moyenne est de 1035 ; la quantité de sucre par litre a peu varié (40 grammes par litre) ; mais, les urines étant beaucoup moins abondantes, la glycosurie est, en somme, notablement amoindrie. Cependant la faiblesse du malade est encore plus grande et ne lui permet plus de quitter le lit ; le sommet des cuisses et les régions sus-malléolaires sont légèrement infiltrées. Suppression de l'extrait de valériane.

10 octobre. — Œdème tremblotant et demi-transparent des membres inférieurs, diarrhée, appétit presque nul. Asthénie musculaire de plus en plus prononcée. Les urines oscillent entre 700 et 800 grammes par vingt-quatre heures ; elles sont bonnes, sédimenteuses, et réalisent le type des urines hépatiques.

25. — Persistance de la diarrhée et de l'anorexie. Aux deux sommets de la poitrine, respiration rude, et çà et là quelques craquements secs. Léger œdème luisant et blafard des membres inférieurs et de la paroi abdominale ; un peu d'ascite. La teinte bronzée des téguments, surtout à la face, est de plus en plus nette et donne au malade un faux air d'Arabe ; pas de pigmentation des muqueuses. Les urines, toujours très rares (de 300 à 500 grammes), sont brun foncé et semblent contenir moins de sucre, bien que le dosage exact n'en ait pas été fait à ce moment-là.

10 novembre. — L'ascite est plus abondante, sans cependant gêner la respiration. L'asthénie est complète. A peine le malade peut-il se

retourner dans son lit : l'alimentation est réduite à du vin, un peu de lait et de viande rôtie. Même état des urines. Au milieu de cette cachexie profonde, les facultés intellectuelles sont pleinement conservées, et le malade réclame chaque jour une ponction abdominale que son état de marasme empêche de pratiquer.

15. — Mort sans incident nouveau, dans l'état le plus avancé d'émaciation et de marasme.

Autopsie. — Les poumons sont souples, non congestionnés. Ils présentent seulement dans leurs lobes supérieurs, quelques nodules pisiformes déjà caséeux et quelques granulations grises sous-pleurales.

Le cœur est normal comme volume, comme aspect, comme appareil valvulaire ; quelques plaques laiteuses sous-péricardiques.

La rate est également normale, ainsi que les capsules surrénales, qui sont tout à fait saines.

Les reins sont normaux comme volume et comme poids, un peu résistants à la coupe ; leur substance corticale n'est pas atrophiée ; sa coloration rappelle celle de la pierre à fusil.

L'estomac est pigmenté dans toute la région de la grosse tubérosité, sans lésions appréciables, du reste, de la muqueuse. Pigmentation ardoisée, bleu noir, de tout le duodénum et de la plus grande partie de l'intestin grêle. Cette coloration se voit par transparence au-dessous de la séreuse viscérale et forme de larges plaques, de dimensions inégales, mais pouvant atteindre jusqu'à 1 m. 50 de long, sur l'iléon et le cæcum. La muqueuse intestinale est, du reste, pâle dans toute son étendue, décolorée, mais saine et sans trace d'ulcération.

Le péritoine pariétal présente, lui aussi, dans ses régions antéro-latérales, de larges plaques ardoisées irrégulières. Cinq à six litres de liquide ascitique dans la cavité péritonéale.

Perméabilité complète et facile des voies biliaires et pancraétiques.

Le pancréas présente une coloration de chair musculaire ; il pèse 115 grammes, sa consistance n'est pas accrue.

Le foie pèse 2,550 grammes et mesure 29 centimètres dans son diamètre transversal, et, dans ses diamètres verticaux, 20 centimètres pour le lobe droit, 22 centimètres pour le lobe gauche, 11 centimètres seulement à l'union de deux lobes. La coloration de l'organe est d'un rouge brun uniforme, la surface finement granuleuse, la forme générale aplatie. A la coupe, la consistance notablement accrue, teinte générale d'un brun roux, à granulations lisses et inégales.

Intégrité absolue de l'encéphale et du bulbe.

L'examen histologique des coupes du foie méthodiquement durci montre les altérations suivantes :

Avec un faible grossissement (obj. 1 de Vérick), on constate tout d'abord que le parenchyme glandulaire est séparé en territoires inégaux, très variables comme dimensions et comme formes, par des travées fibreuses de tissu de sclérose.

De ces travées, les unes sont larges et rubanées, d'autres plus étroites, plus effilées ; elles décrivent, dans leur ensemble, des trajets curvilignes, se rejoignent et s'anastomosent entre elles, formant ainsi une véritable charpente de soutènement. Mais, si elles peuvent différer entre elles par leurs caractères généraux de dimensions ou de formes, elles ont toutes en commun un double attribut, sur lequel nous aurons à revenir, c'est-à-dire la présence, au sein du tissu fibreux, de néo-canalicules biliaires et de dépôts abondants de pigment noir.

Mais aucun des territoires glandulaires que circonscrivent ces bandes scléreuses ne correspond à l'unité anatomique normale et connue du foie, le lobule hépatique ; la plupart, en effet, ne constituent qu'une masse homogène, plus ou moins arrondie sur les coupes, mais ne présentant à leur centre aucune trace de veine sus-hépatique, ainsi qu'un examen même superficiel permet de le constater.

Si l'on cherche maintenant à rapprocher la topographie des travées fibreuses de nouvelle formation de la topographie vasculaire normale du foie, c'est-à-dire si l'on cherche à en préciser les rapports avec les rameaux-portes et sus-hépatiques, on voit que les canaux et les espaces-portes sont tous compris dans des bandes conjonctives, et en général à leur intersection ; de même, les veines sus-hépatiques libres sont très rares ; presque toutes sont comprises dans du tissu fibreux. Il y a ainsi autour des deux systèmes veineux un double centre très net d'évolution.

Au niveau des canaux-portes, notamment, les rameaux de la veine porte sont très dilatés et forment de véritables sinus largement béants, à parois denses et fibreuses. Au même niveau, et sur des coupes perpendiculaires à leur axe, les branches de l'artère hépatique montrent un épaississement notable de leur tunique interne, constitué par des lits superposés et concentriques de cellules fusiformes, et dû à un processus endartéritique chronique. Quant aux gros canaux biliaires, leur gaine fibreuse est plus que doublée d'épaisseur et formée par un tissu conjonctif stratifié et lamellaire, qui tranche par sa coloration moins vive sur le tissu de sclérose ambiant. L'épithélium de revêtement ne paraît du reste ni altéré dans sa forme, ni proliféré.

Autour de ces différents organes, le tissu conjonctif est énormément développé et purement fibreux sans interposition presque de cellules rondes.

Malgré ce remaniement profond du squelette conjonctif de l'organe, les limites du lobule hépatique restent encore reconnaissables, si l'on tient compte de la situation respective des espaces-portes. Mais on voit que les bandes cirrhotiques qui partent de ceux-ci ne restent pas périphériques au lobule, elles le pénètrent au contraire et le segmentent par des prolongements variés.

D'autre part, on voit en bien des points, au milieu d'un territoire glandulaire plus ou moins circonscrit par du tissu fibreux, des espaces coupés en travers, les uns tout à fait isolés, d'autres reliés aux bandes périphériques par un ou deux tractus très fins, d'autres enfin supportés par un gros pédicule fibreux qui, à son extrémité libre, semble s'élargir en tête de serpent.

Les veines sus-hépatiques reconnaissables sont rares, mais paraissent toutes situées dans l'épaisseur des bandes conjonctives.

Il résulte donc de tout ce qui précède que tous les territoires isolés du parenchyme correspondent à des segments lobulaires, isolés par la combinaison d'un double système de cirrhose, l'un portal, l'autre sus-hépatique.

Dans les différentes zones fibreuses que nous venons de décrire, un grossissement un peu plus fort (obj. 2 Vérik) permet de distinguer de très nombreux canalicules biliaires de nouvelle formation, disposés en réseau sinueux et constitués par de petites cellules cubiques disposées bout à bout, ou à deux de front, et vivement colorées par le carmin. En bien des points, ces pseudo-canalicules se continuent, par une série de transformations graduelles, avec les cellules hépatiques proprement dites, et l'on peut voir toutes les formes intermédiaires entre ces deux ordres d'éléments différents.

Que deviennent les cellules hépatiques au milieu de ces lésions si complexes ? Elles ont conservé leur disposition trabéculaire normale, mais elles sont petites, à contours rectilignes et anguleux, comme atrophiées ; en outre et surtout, leur protoplasma est chargé de fines granulations pigmentaires, qui masquent en partie le noyau et donnen, à la cellule tout entière une coloration d'un brun foncé. En sommet atrophie pigmentaire de l'épithélium hépatique.

Ceci nous amène à parler du pigment qui infiltre le tissu de l'organe. Où siège-t-il, où et comment a-t-il pris naissance ?

Dans l'intérieur même des lobules, tout d'abord, pigmentation généralisée et intense des cellules glandulaires ; puis, en certains points, se détachent de gros blocs noirs, opaques et à contour irréguliers, qui, à un fort grossissement (obj. 4 Vérick), paraissent formés par des cellules hépatiques plus chargées encore de pigment que leurs voisines, et presque fusionnées, confondues en une masse unique.

Au niveau des bandes fibreuses qui entourent les lobules, en les dissociant en îlots secondaires, la pigmentation n'est plus générale et diffuse ; elle subit au contraire une localisation très nette. On voit au milieu des couches conjonctives colorées en rose vif se dessiner de riches réseaux anastomotiques et plexiformes, presque noirs à un faible grossissement, brun foncé avec un objectif puissant. Ces réseaux, par leur siège, par leurs dimensions, par leur configuration générale, se montrent assez analogues aux réseaux de pseudo-canalicules biliaires que nous avons décrits, auxquels ils sont intimement associés et dus comme eux, manifestement à une déviation de la nutrition cellulaire, à une atrophie de l'épithélium hépatique.

Si donc on voulait, un peu schématiquement il est vrai, rétablir la filiation des différentes altérations cellulaires, dans l'intérieur comme à la périphérie des lobules, on pourrait les concevoir de la façon suivante. Dans un premier temps, la cellule glandulaire proprement dite, l'épithélium hépatique, se modifie et semble, par un travail régressif, s'atrophier et se charger de particules pigmentaires. Dans un second degré de la lésion, les cellules périphériques du lobule subissent une double déviation ; les unes reviennent à l'état cubique et forment ces réseaux canaliculés plexiformes que l'on décrit en général sous le nom de pseudo-canalicules biliaires ; les autres s'atrophient de plus en plus jusqu'à disparaître, ne laissant après elles, comme trace durable de leur existence antérieure, que de fins réseaux, constitués uniquement par des particules pigmentaires, véritables corps inertes déposés dans les interstices du tissu de sclérose.

En même temps, et soit par transformation directe, soit par réaction périphérique, un épais tissu fibreux se développe, sous la forme que nous avons déjà étudiée ; il trouve là de nouveaux centres de formation qui viennent s'ajouter aux origines veineuses signalées plus haut.

L'examen histologique des autres organes de notre malade nous a donné les résultats suivants. Dans le pancréas, sclérose considérable, à la fois périlobulaire et surtout périacineuse. Chaque masse glandulaire est dissociée par une série de tractus fibreux, en nodules arrondis et réguliers. Même pigmentation abondante, infiltrée dans ces bandes conjonctives. Quant aux épithéliums de la glande, leur altération cadavérique ne permet pas d'en apprécier nettement l'état.

Le rein paraît à peu près sain ; pas de lésions du stroma conjonctif, ni des vaisseaux; pas de dilatation des tubes contournés, ni des cylindres colloïdes ; l'épithélium est assez mal conservé, mais il ne paraît présenter d'autres lésions qu'une pigmentation diffuse et très fine, qui donne au protoplasma cellulaire une teinte brune uniforme.

Au niveau des plaques ardoisées de l'intestin, le pigment semble siéger, sous forme de très petites granulations, au-dessous de la tunique péritonéale.

OBSERVATION III

Diabète. — Cirrhose hépatique. — Mélanodermie. — Rétraction des deux aponévroses palmaires. — Examen chimique du liquide ascitique. — Cirrhoses bi-veineuses pigmentaires. — Pigmentation de la peau, du cœur, des poumons et de la rate.

LETULLE (1)

Le nommé Haranger, quarante-huit ans, entre le 13 septembre 1885, salle Saint-Louis, n° 19, dans le service de M. Gallard, que je remplaçais à cette époque. L'aspect de ce malade est des plus remarquables ; à part quelques rares poils blancs disséminés dans la barbe, tout le système pileux du sujet est d'un noir extrêmement foncé. Bien plus, le fond même des téguments est d'un noir bleuâtre qui fait penser

(1) Deux cas de cirrhose pigmentaire du foie dans le diabète sucré, par le docteur Maurice Letulle, médecin des hôpitaux. (Bulletin et Mémoires de la Société médicale des hôpitaux de Paris, 1885, p. 406.)

moins à une cachexie palustre qu'à une maladie d'Addison. D'ailleurs, la face est amaigrie, le malade est d'une faiblesse extrême ; enfin, le segment sous-diaphragmatique du corps est le siège d'un œdème énorme ; l'ascite est considérable et distend les parois abdominales au point d'avoir déterminé de larges vergetures.

Le malade nous raconte sans tarder qu'il est diabétique depuis deux ans seulement et que le dosage de son sucre a été régulièrement fait tous les deux mois, depuis un an et demi environ. Jamais la quantité n'a dépassé 60 grammes par vingt-quatre heures ; et voici deux mois que le sucre a disparu des urines en même temps que l'abdomen se tuméfiait.

Le diagnostic s'imposait donc. D'ailleurs, pour compléter notre examen, nous constatons que la teinte pigmentaire est uniformément étendue à la totalité des téguments ; que les muqueuses accessibles à la vue ne sont point pigmentées ; enfin qu'il existe, au niveau des deux mains, une rétraction de l'aponévrose palmaire, datant de quatre ou cinq ans, circonscrite aux tractus fibreux qui correspondent au trajet du tendon fléchisseur de l'annulaire ; cette lésion est symétrique ; aucun traumatisme chronique professionnel ne peut l'expliquer.

L'examen de l'abdomen présente d'insurmontables difficultés ; on constate seulement que, malgré la distension énorme qu'il offre, il n'est pas sensible à la pression. On ne peut déterminer, même approximativement, le volume du foie ou de la rate. On note toutefois que la matité hépatique ne remonte pas au-dessus du cinquième cartilage costal droit.

L'urine ne contient ni sucre ni albumine, et, jusqu'au dernier jour, elle restera normale.

Le cœur bat sourdement ; il ne semble pas hypertrophié. Les artères périphériques sont un peu épaissies, un peu flexueuses. Les masses musculaires sont très émaciées.

Il s'agissait, en résumé, d'un diabète de date relativement récente, arrivé très vite à une période de consomption avancée. La gravité de la situation s'expliquait aisément par l'état pathologique du foie. Il était logique de penser que nous avions affaire à une cirrhose hépatique. En outre, je ne craignis pas d'annoncer que, selon toute vraisemblance, nous assistions aux dernières phases d'une lésion si remarquablement décrite pour la première fois par MM. Hanot et

Chauffard, sous le terme de cirrhose hépatique pigmentaire dans le diabète.

Dès le surlendemain de son entrée, le patient réclamait avec insistance la paracentèse de l'abdomen. L'opération fut pratiquée avec toutes les précautions désirables ; la situation du sujet nous paraissait éminemment favorable au développement d'une péritonite secondaire à l'évacuation du liquide.

7 litres d'un liquide jaune, légèrement rougeâtre, sont extraits. Avant la ponction, nous avons eu le soin de prendre la température locale de la paroi abdominale, au milieu de la région hypogastrique, et les chiffres obtenus nous avaient permis d'affirmer la nature subinflammatoire de l'épanchement péritonéal.

La température axillaire était de................. 37°8

La température hypogastrique. $\begin{cases} \text{avant l'opération...} & 36°2 \\ \text{après l'opération...} & 36 \end{cases}$

Cette élévation locale de la température au niveau de l'épanchement abdominal nous obligeait à redoubler de prudence. On sait, depuis les travaux de notre excellent maître le professeur Peter, que la température normale de la paroi abdominale est de 35 degrés et quelques dixièmes, la température axillaire étant de 37 degrés.

Désireux d'étudier cette question encore neuve de la cirrhose pigmentaire dans le diabète, je fis pratiquer l'examen chimique du liquide.

M. Saudau, interne en pharmacie à l'Hôtel-Dieu, voulut bien s'en charger. Voici la note qu'il me remit à ce sujet. J'insiste sur l'intérêt qu'elle présente au point de vue de l'existence d'une substance analogue, sinon identique, au glucose. On devra remarquer que le malade, le jour même de la ponction, comme les jours précédents, aussi bien que les jours consécutifs, n'urinait plus de sucre.

Par litre.

Poids de l'extrait sec à 100 degrés...........	49,025
Sels minéraux.....................	7,03
Fibrine (déposée au bout de 48 heures).......	2,96
Hydropisine............................	10,656
Albumine ordinaire......................	23,429
Matieres grasses.......................	1,80

Les sels sont constitués par des chlorures, quelques sulfates et phosphates.

Le liquide, débarrassé des matières albuminoïdes et décoloré, *réduit la liqueur de Fehling et dévie à droite le plan de la lumière polarisée.* Il contient donc une substance que j'ai dosée comme étant du glucose et qui répond à 1 gr. 425 de ce dernier corps par litre.

Glucose............................... 1 gr. 425

Examen microscopique. — La préparation, obtenue par évaporation partielle, a présenté quelques cristaux de chlorure de sodium et quelques rares globules graisseux. Le dépôt contenait en outre un *très grand nombre d'hématies.*

L'observation de notre malade se terminera rapidement. Loin d'être soulagé par la précédente opération, il s'affaissa de plus en plus. Bientôt l'ascite se reproduisant en abondance, l'œdème des membres inférieurs devint considérable. L'oligurie, la constipation, le dégoût profond des aliments, conduisirent rapidement le patient à la mort, qui eut lieu le 21 septembre, cinq jours après une seconde ponction ayant donné encore une fois issue à *neuf* litres d'un liquide brun rougeâtre, plus foncé et plus trouble que celui de la première opération. La mort arriva au milieu d'un état soporeux qui durait depuis trois jours consécutifs.

Autopsie, le 23 septembre 1885. — L'ouverture de l'abdomen donne issue à 7 ou 8 litres d'un liquide brunâtre, chargé de flocons pseudo-membraneux. Il existe une péritonite aiguë généralisée à toute la surface de la séreuse. Au-dessous des fausses membranes qui tapissent le péritoine pariétal, ainsi que les feuillets viscéraux, on aperçoit par places de larges taches pigmentaires brunâtres.

C'est surtout au niveau du **foie** que cet aspect noirâtre du péritoine est le plus apparent. La glande hépatique pèse 1,720 grammes. Elle a conservé sa forme normale, mais sa couleur est d'un brun roux très remarquable, parsemée par endroits, surtout au niveau du lobe gauche, de larges placards noirs sous-péritonéaux. La surface de l'organe est un peu chagrinée, semée de petites granulations égales, à peines saillantes.

Sur les coupes, la teinte brun roux est plus évidente encore; le foie offre un aspect lobulé à petits grains égaux, de 1 à 2 millimètres de diamètre en moyenne, entourés par une zone de sclérose très manifeste. Toutefois on peut remarquer, à l'œil nu, que les travées fibreuses qui décomposent ainsi le parenchyme hépatique en îlots, loin d'offrir la teinte grisâtre ou gris rosé habituelle, présentent au contraire un ton brun roux très apparent ; en outre, en de nombreux points, il s'est formé dans ces travées mêmes un dépôt de pigment noirâtre dessinant des taches et des lignes sinueuses très appréciables.

La consistance de la glande est fort augmentée. La cirrhose est donc manifeste, sur la coupe les granulations ne sont pas saillantes ; ils'agit d'une cirrhose lisse avec gros foie pigmenté.

Les branches de l'artère hépatique sont béantes sur les coupes ; les veines sus-hépatiques sont peut-être légèrement dilatées. La veine-porte est normale. La vésicule biliaire contient une très faible quantité de liquide à peu près incolore ; les canaux biliaires sont perméables jusqu'à l'abouchement du cholédoque dans l'intestin.

Il existe au niveau de la **rate** des adhérences celluleuses anciennes, très vasculaires ; en outre de cette périsplénite adhésive, l'enveloppe de la rate s'est considérablement épaissie en quelques points et a formé des plaques cartilaginiformes. La pulpe splénique est d'un rouge brun foncé, elle est sillonnée par des travées fibro-vasculaires très apparentes. L'organe dans sa totalité ne paraît pas amyloïde, mais est certainement sclérosé. En certains points, les artérioles très épaissies ont subi la transformation calcaire. Le poids de la rate est 450 grammes.

Les **reins** sont peu volumineux, un peu congestionnés, très lisses, ne paraissant pas altérés ; l'épaisseur de la substance corticale est de 6 millimètres ; leur poids, 160 et 150 grammes.

Le **cœur**, un peu dilaté, paraît mou. Il existe une symphyse cardiaque à peu près générale, de date ancienne. L'épicarde est épaissi, principalement au niveau du ventricule droit. Dans sa portion qui recouvre le centre aponévrotique du diaphragme, le péricarde pariétal est notablement pigmenté.

Les cavités du cœur gauche semblent un peu dilatées, le ventricule gauche = 10 millimètres. Valvule mitrale intacte ; orifice aortique légèrement athéromateux. L'épaisseur du ventricule droit est de 4 millimètres, il n'est pas dilaté ; les orifices du cœur droit sont sains. Le myocarde offre une teinte jaune brunâtre, feuille morte très marquée. Poids du cœur, 255 grammes.

Les **poumons** sont emphysémateux. Cette altération est surtout apparente au niveau du lobe supérieur gauche. Le lobe inférieur du même poumon est le siège d'une congestion hypostatique très étendue. A droite, au sommet, le parenchyme pulmonaire est carnisé ; le lobe moyen est transformé en une sorte de languette brun rougeâtre qui ne crépite plus et dont les fragments ne surnagent pas.

Les autres organes paraissent sains.

L'*examen histologique* a porté sur le foie, la rate, le poumon et le cœur.

Le **foie** est le siège d'une cirrhose très étendue, annulaire, à petits grains inégaux, bi-veineuse, c'est-à-dire portant sur les ramifications de la veine-porte et sur les branches de la veine sus-hépatique. Le caractère dominant de cette sclérose diffuse du foie réside dans l'énorme quantité de pigment accumulé au milieu des travées fibreuses et dans l'intérieur des cellules hépatiques. A un faible grossissement, on aperçoit les grands espaces-portes considérablement élargis, envoyant tout autour d'eux des travées épaisses également pigmentées, qui cloisonnent le parenchyme et le dissocient en amas pseudolobulaires dont la plupart ne présentent pas à leur centre la lumière d'une veine hépatique.

Tous les espaces-portes sont sclérosés, presque toutes les veines sus-hépatiques sont également envahies par le processus fibreux et pigmentaire. Souvent un système-porte se relie à une veine sus-hépatique par un tractus fibreux très isolé au milieu de lobules hépatiques bouleversés.

Au niveau des espaces-portes, les artères hépatiques sont bien visibles et notablement épaissies par endartérite chronique. Les canaux biliaires ne semblent pas altérés, leur épithélium est bien conservé, et l'infiltration pigmentaire les a respectés.

Quant aux lobules hépatiques, dont un certain nombre sont encore assez bien conservés, le travail de sclérose les envahit progressivement à la périphérie ; en même temps, la pigmentation accompagne les travées fibreuses.

Dans les lobules ou pour mieux dire dans les îlots du parenchyme hépatique isolés par la sclérose, les cellules hépatiques sont encore reconnaissables, mais la plupart sont infiltrées d'une quantité considérable de pigment jaune brun qui cache le noyau et remplace progressivement le protoplasma cellulaire. La disposition travéculaire est conservées, mais elle paraît irrégulière.

L'atrophie pigmentaire des cellules hépatiques est des plus marquées. On peut suivre sur les figures le processus de pigmentation ;
dans un grand nombre de cellules, le noyau semble refoulé à une extrémité, tandis que les poussières pigmentaires s'accumulent dans le
reste de la cellule. Souvent, d'ailleurs, le dépôt de pigment est diffus,
plutôt central, et le noyau disparaît.

Les blocs pigmentaires sont de dimensions variables : généralement peu volumineux dans l'intérieur même de la cellule, tant que
celle-ci est encore conservée, ils forment dans les espaces conjonctifs,
surtout au niveau des travées fibreuses, de petits calculs microscopi-
ques de 1 μ, 2 μ et même 4 μ.

Dans les travées fibreuses, on trouve la disposition en réseaux anastomotiques et plexiformes si bien étudiée par Hanot et Chauffard.
On peut même saisir sur le fait la transformation pigmentaire des cellules hépatiques enclavées dans les travées fibreuses.

Le nombre des pseudo-canalicules biliaires est très restreint sur ce
foie : la pigmentation y est trop avancée, elle a déterminé l'altération ultime des cellules enclavées dans le tissu fibreux.

Il est bon de noter ici qu'il n'existe pas de dégénérescence graisseuse des cellules hépatiques. Le processus dominant est la dégénérescence pigmentaire suivie d'atrophie progressive de l'élément.

La **rate** est le siège d'une sclérose dans laquelle le dépôt de pigment s'est fait également, mais d'une façon moins abondante qu'au
niveau du foie.

La capsule épaissie, dont les travées fibreuses ne contiennent presque pas d'éléments cellulaires, montre dans des espaces périfasci-
culaires des amas de pigment jaune brun pulvérulent, qui ont pris la
place des cellules plasmatiques et remplissent les vides.

C'est surtout à la surface, au niveau du feuillet péritonéal, que ces
amas pigmentaires sont le plus nombreux.

Le parenchyme montre : 1° une dégénérescence athéromateuse
avancée de la plupart des rameaux artériels ;

2° Un épaississement notable des travées fibreuses périartérielles
et capsulaires ;

3° Les dépôts de masses pigmentaires dans la pulpe splénique (de
préférence autour des travées fibreuses), mais aussi dans l'épaisseur
même des tractus fibreux corticaux ou artériels.

En aucun point on n'aperçoit de vaisseaux artériels ou capillaires farcis de masses pigmentaires. De toute façon, la quantité de pigment hépatique accumulée dans le tissu splénique est beaucoup trop considérable pour être regardée comme normale. Si la rate détruit, comme on le croit, les globules rouges pour assurer sa réserve de fer nécessaire à l'élaboration de globules jeunes, ici la destruction était énorme et l'hémoglobine dégénérée se réduisait en pigments impropres à la rénovation du sang.

Le **poumon**, dans les régions atteintes de carnisation, est congestionné, la plupart des branches artérielles sont gorgées de globules rouges. Il n'y a cependant pas de thrombose proprement dite. Le tissu conjonctif périvasculaire semble épaissi, légèrement sclérosé ; de même pour les couches celluleuses péribronchiques.

Les parois alvéolaires sont gorgées de globules rouges, et sur de nombreux points la cavité alvéolaire montre des éléments cellulaires déformés, granuleux, ou chargés de particules noires bien différentes des poussières de pigment hématique que nous allons rencontrer dans le voisinage.

L'anthracose interstitielle péribronchique et périvasculaire est très étendue.

Déjà dans quelques points, au milieu des parois des vaisseaux sanguins, nous trouvons quelques amas pigmentaires absolument identiques aux blocs pigmentaires du foie et de la rate.

Ces petits blocs *jaune brunâtre,* amorphes ici comme dans tous les autres organes, ont gagné en quelques points l'épaisseur des mailles du tissu conjonctif sous-pleural ou péribronchique.

En outre, nous avons pu, à maintes reprises, retrouver jusque dans les parois alvéolaires elles-mêmes des blocs pigmentaires de volume variable, pouvant atteindre 3 à 6 et 8 μ de diamètre.

(M. Letulle rapporte le dessin d'un alvéole presque complet dans l'épaisseur duquel on peut suivre, pour ainsi dire à la trace, le processus embolique des amas pigmentaires dans les capillaires sanguins du poumon. Dans ce dessin, on voit un capillaire, dont la paroi est facilement reconnaissable, totalement obstrué par un amas de pigment. Le capillaire est petit ; revenu sur lui-même, il est plus petit que les capillaires voisins. On voit en un point de ce bloc pigmentaire un calcul plus volumineux que les poussières voisines, plus brillant et irrégulièrement arrondi.)

D'autres embolies pigmentaires capillaires ont été encore obser-
vées, mais moins considérables, moins belles que celle-là. Ainsi se
trouve démontré le processus embolique, admis théoriquement par
Hanot et Chauffard, des pigments partis du foie. Leur passage à travers
les capillaires du poumon est facile, car les amas se décomposaient en
masses pulvérulentes de 2 à 4 μ. Il est rendu évident par la présence
(peu fréquente à la vérité) de granulations pigmentaires dans la cavité des *veinules pulmonaires.*

Jetée dans le torrent circulatoire artériel, la poussière de pigment
a pu aller s'incruster dans tous les organes, notamment peut-être dans
la *peau*. Nous aurons à rechercher bientôt si tel est le seul et unique mécanisme de la pigmentation totale de l'organisme dans ces cas
de diabète avec cachexie pigmentaire.

Le **cœur**, sur les coupes non colorées, ou faiblement teintées par
l'hématoxyline, la safranine et mieux encore peut-être par le bleu de
méthylène, montre une *dégénérescence* pigmentaire *extrême* de ses cellules musculaires. Les granulations jaune brunâtre, accumulées au
centre de la presque totalité des cellules myocardiques, se groupent
souvent en blocs réfringents absolument comme dans les cellules
hépatiques les plus altérées ; le noyau disparaît écrasé par la coque
des poussières étrangères qui l'entourent ; la striation transversale
s'altère ; la striation longitudinale elle-même s'atténue et l'on voit
souvent, sur les coupes transversales, les cellules myocardiques
transformées aux trois quarts en corpuscules pigmentaires.

En outre, dans les espaces conjonctifs interfasciculaires, surtout
dans les régions voisines de l'épicarde, il n'est pas rare de rencontrer
des blocs jaunes de différents volumes. Ces blocs proviennent-ils d'embolies artérielles ? Se sont-ils formés sur place ? L'examen minutieux
des coupes nous permet de conclure que le plus grand nombre, sinon
la totalité des amas pigmentaires interfasciculaires, sont d'*origine
musculaire*. Là en effet, aussi bien que dans le foie, mais sans sclérose cardiaque concomitante, un nombre considérable de cellules musculaires ont été surchargées de pigment jaune brun. A un moment
donné, que l'on peut observer facilement sur certains faisceaux, le
protoplasma central de l'élément se distend outre mesure, surchargé
qu'il est par les dépôts successifs de granulations pigmentaires ; la
coque musculaire amincie qui le recouvre éclate ; peut-être même le
ciment intercellulaire (dont la nutrition est intimement unie au bon

fonctionnement des cellules qu'il rattache bout à bout) se désagrège-t-il, effectuant la segmentation des faisceaux musculaires primitifs, selon les raies d'Eberth. Ainsi s'ouvrirait la porte aux agrégats pigmentaires qui tombent dans les espaces lymphatiques. Toujours est-il qu'on peut rencontrer sans peine des amas interfasciculaires se continuant directement avec le centre des cellules musculaires éventrées. Nous concluons donc, d'ores et déjà, que la cellule musculaire cardiaque (il en était probablement de même pour les fibres musculaires striées des membres et du tronc) a subi les conséquences d'une dégénérescence pigmentaire, due, sans nul doute, aux altérations morbides progressives éprouvées par son hémoglobine de constitution.

OBSERVATION IV

(PERSONNELLE)

Diabète sucré et azoturique. — Coloration bronzée de la peau. — Pigmentation du foie, cirrhose hypertrophique et hépatite nodulaire. — Infiltration pigmentaire des organes. — Néphrite catarrhale.

C... E..., âgé de trente-cinq ans, célibataire, cultivateur, né à Montroye (Espagne), entre à l'hôpital suburbain, salle Fouquet, service de M. le professeur Grasset, le 20 avril 1891.

Père mort à soixante ans, à la suite d'une attaque d'épilepsie. Les premiers accès de haut mal s'étaient produits à cinquante ans. Les attaques n'étaient pas très fréquentes: deux par an seulement. Le malade raconte que son père tombait subitement, perdait connaissance, était pris de convulsions, se mordait la langue et revenait enfin à lui au bout d'un quart d'heure.

Mère âgée de soixante-dix ans, jouissant d'une bonne santé. Frère, encore vivant, a été atteint de fièvres intermittentes et de dothiénentérie.

Sœur bien portante.

Le malade qui est l'objet de cette observation a habité l'Espagne jusqu'à l'âge de vingt-quatre ans. Il a eu la rougeole à quatre ou cinq ans. Se trouvant dans un pays où la malaria est endémique, il fut atteint d'impaludisme à dix-sept ans. Pendant huit mois il a souffert de fièvres intermittentes, qui se manifestaient chez lui sous le type quarte.

Sur quatre jours il en avait, dit-il, un mauvais, deux bons et un mauvais. La quinine mit fin à ces accès. A vingt-quatre ans, il quitte l'Espagne pour venir habiter Fabrègues (Hérault). Peu de temps après son arrivée, il fut pris de pneumonie et ne put reprendre son travail de cultivateur qu'au bout d'un mois et demi. Le malade ne s'est jamais adonné à la boisson, il ne buvait que du vin et en quantité raisonnable.

A trente-deux ans, il s'est plaint d'une névralgie sciatique droite, qui ne l'empêchait point de travailler, sauf les jours où se produisaient des variations atmosphériques, ce qui porterait à donner à cette névralgie une origine rhumatismale. Elle fut d'ailleurs de courte durée.

Au mois d'août 1889, atteint de malaise, le malade va consulter. Le médecin, incriminant l'impaludisme, ordonne quelques cachets de quinine et toute indisposition disparaît.

Ce n'est qu'en janvier 1891 que le malade éprouve les premiers symptômes de l'affection qui a occasionné son entrée à l'hôpital et dont rien dans ses antécédents personnels ou héréditaires n'explique la brusque apparition. Il s'aperçut alors qu'il avait toujours soif, qu'il urinait beaucoup et que ses forces diminuaient de jour en jour. A partir de la fin de janvier, il est obligé de cesser tout travail. Son médecin lui déclare à ce moment qu'il est atteint de diabète et lui ordonne de ne manger que de la croûte de pain et de la viande.

Le malade, sentant son mal empirer, se rend, vers le 15 mars, à la consultation gratuite de l'Hôpital-Général. Comme il n'apportait point ses urines, on le renvoie à la consultation suivante. Mais, dans cet intervalle, il est pris d'une diarrhée intense, qu'il attribue à la constipation des jours précédents. Pendant les quatre jours que dure la diarrhée, la polydipsie et la polyurie diminuent d'intensité. La quantité d'urine, qui était auparavant de cinq à six litres, n'est plus que de deux à trois litres par vingt-quatre heures, et, d'incolore qu'elle était, l'urine prend une teinte jaunâtre.

Une fois la diarrhée passée, le malade se sent mieux et croit à une guérison prochaine. Cette illusion ne fut pas de longue durée. Quinze jours ne s'étaient pas écoulés qu'il vint réclamer un traitement à l'hôpital pour le diabète maigre dont il est atteint.

Le 20 avril, jour de son entrée, le malade se présente avec le facies d'un homme qui dépérit. La peau est rugueuse, squameuse, fendillée et absolument sèche. Ce qui frappe surtout, c'est son teint jaunâtre que l'on peut constater sur toutes les parties du corps. On dirait la coloration bronzée de la maladie d'Addison. La teinte est, en effet, plus accusée au mamelon et au scrotum ; mais les fonctions digestives sont intactes ; le malade prend et digère facilement, contrairement à ce qu'on observe dans la maladie bronzée.

La circulation se fait bien ; le cœur et les vaisseaux sont en bon état.

L'auscultation ne décèle aucune lésion pulmonaire.

Le foie est congestioné, la rate normale.

Le système nerveux n'offre rien de particulier, nulle trace d'anesthésie ou de parésie, le réflexe rotulien n'est pas aboli.

Les commémoratifs du début de la maladie, racontés par le sujet lui-même, c'est-à-dire la polydipsie et la polyurie dont il fut subitement atteint et qui ont presque disparu, l'amaigrissement progressif dont il se plaint, et enfin l'examen des urines font porter sans la moindre hésitation le diagnostic de diabète maigre.

Dès son arrivée, le malade est mis au régime diabétique qui convien à son état,

Le pain de gluten, la viande rôtie et les légumes verts constitueront désormais sa nourriture.

L'examen des urines, fait le lendemain de son entrée, permet de constater l'existence d'une polyurie moyenne (2500 c. c.), avec glycosurie (150 grammes) et azoturie (60 grammes).

Pendant deux mois, avril et mai 1891, malgré le régime azote et un traitement par l'antipyrine seule ou associée au bicarbonate de soude, l'excrétion présente à peu près les mêmes caractères ; ainsi la quantité d'urine rendue par le malade oscille entre 2500 et 3000 c. c., le sucre se maintient entre 150 et 200 grammes et l'urée entre 55 et 90 grammes par vingt-quatre heures.

A la suite d'un traitement commencé le 6 juin suivant, traitement mixte par l'extrait thébaïque et l'arséniate de soude, la glycosurie diminue rapidement, de telle sorte qu'au bout de vingt jours le sucre a complètement disparu des urines ; mais l'azoturie persiste avec la même intensité. Le malade sent ses forces revenir et croit à sa guérison prochaine.

Le 23 juillet, après un espace de trente jours sans glycosurie, le malade fait quelques écarts de régime, qui provoquent la prompte réapparition de la glycosurie, et, quoique l'on soit revenu aussitôt au régime azoté strict, le sucre continue à augmenter pendant une période de vingt jours et arrive jusqu'à 135 grammes dans les vingt-quatre heures. Grâce à l'augmentation de la dose d'extrait thébaïque toujours associée au bicarbonate et à l'arséniate de soude, le sucre retombe à zéro et l'azoturie diminue elle aussi fortement.

Durant toute une longue période qui comprend la fin d'août, les mois de septembre, octobre et novembre, le sucre, sauf quelques passagères réapparitions, continue à être absent des urines, et l'urée, surtout à partir du mois d'octobre, tombe à un chiffre inférieur à la normale. La quantité d'urine diminue aussi fortement et oscille entre 1100 et 1500 c. c., descendant quelquefois jusqu'à 500 c. c.

Mais, malgré la disparition de la glycosurie et de l'azoturie, le poids du malade, au lieu d'augmenter, tombe de 59 (8 juillet) à 52 (20 août).

A noter un accès de fièvre vespérale le 24 et le 25 août, dont le retour est empêché par l'administration d'un gramme de quinine. A la suite d'une diarrhée intense qui survient le 26 septembre et qui dure quatre jours, la faiblesse du malade s'accroît rapidement ; les troubles digestifs s'accentuent et le malade arrive à l'anorexie complète présentant quelques poussées de gingivite.

L'examen des appareils respiratoire et circulatoire ne décèle la présence d'aucune lésion. Rien de particulier du côté du système nerveux.

La peau est sèche, rugueuse, bronzée. Erythème au niveau de l'hypogastre et des fosses iliaques.

Le 5 octobre, épistaxis abondante, qui se répète pendant quelques jours. L'érythème dont nous avons parlé précédemment a disparu, laissant à sa place une coloration plus foncée de la peau.

Pendant tout le mois d'octobre, ces divers troubles s'aggravent progressivement, la maladie continue sa marche fatale, et, malgré la disparition persistante de la polyurie, de la glycosurie et de l'azoturie, le malade arrive à la consomption. Amaigrissement excessif, disparition de toute trace de tissu adipeux, asthénie musculaire profonde, anorexie, alimentation presque nulle, vomissements, diarrhée.

La peau est toujours sèche et rugueuse, mais la teinte bronzée est uniformément répandue à tous les téguments externes. Tous les viscères paraissent sains ; peut-être quelques signes d'induration du sommet

gauche. Devant ces symptômes, on remplace la médication par l'arsenic et l'opium par une médication reconstituante : huile de foie de
morue, extrait de kola, viandes hachées et œufs (1ᵉʳ novembre). Malheureusement la glycosurie reparaît aussitôt, et en cinq jours la quantité de sucre monte de 0 à 60 grammes. D'ailleurs, comme les vomissements deviennent plus fréquents, la diarrhée aiguë et très intense,
on revient à l'extrait thébaïque et à l'arsenic (8 novembre).

Le sucre diminue rapidement et retombe à zéro; mais, malgré les
bons résultats du traitement au point de vue des urines, l'état général
ne s'est nullement amélioré.

Depuis, pour ainsi dire, son entrée à l'hôpital, la cachexie, alors à
son début, a continué sa marche toujours progressive. L'amaigrissement, la diminution des forces, sont arrivés au dernier degré, de sorte
que tout mouvement est devenu presque impossible ; *quelques hématuries* se produisent (décembre) et les réflexes patellaires jusque-là
conservés sont abolis. On note encore une hyperesthésie des jambes
et des pieds, surtout marquée à la face externe, et une parésie de la
main et de l'avant-bras.

Le malade va en s'affaiblissant de plus en plus, conservant son intelligence à peu près intacte jusqu'au moment où, arrivé aux dernières limites de la cachexie et du marasme, avec une diarrhée intense,
il s'éteint progressivement et tombe dans un état soporeux qui se ter-
mine au bout de quelques jours par la mort (18 janvier 1892).

AUTOPSIE FAITE PAR M. LE PROFESSEUR KIENER, TRENTE HEURES APRÈS
LA MORT. — Homme très amaigri ; la peau sèche, rugueuse, collée aux
os, présente une teinte bronzée d'un gris terne, surtout prononcée à
la face. Œdème périmalléolaire. Légère teinte subictérique des sclé-
rotiques.

A l'ouverture de l'abdomen, le péritoine apparaît coloré en noir ;
en regardant l'épiploon par transparence, on voit que la pigmentation
n'est pas uniforme, mais est formée par un fin pointillé.

Estomac. — Très petit, contracté. La muqueuse est plissée et
présente une coloration rousse surtout marquée au sommet des plis.
Pas d'ulcération. La cavité est vide, on y trouve seulement une ma-
tière glaireuse épaisse, adhérente à la muqueuse et colorée en vert.
L'intestin n'a pas été ouvert.

Pancréas. — D'une couleur brun roux sombre, et d'une consistance un peu plus grande qu'à l'état normal. Sur la surface de section on voit les acini colorés en brun, et paraissant diminués de volume par suite du développement du tissu conjonctif interlobulaire. Le canal de Wirssung est de couleur normale et vide. Le poids de la glande est de 95 grammes.

Foie. — Un peu augmenté de volume, pesant 2,250 grammes. La surface est un peu chagrinée, la capsule adhérente et difficile à détacher. Le tissu est de consistance coriace et crie sous le couteau. Coloration brun roux, uniforme à la surface et sur les coupes. La surface de section est finement granuleuse, manifestement cirrhotique, mais les granulations sont petites, égales, et ne se voient bien qu'à la loupe.

La vésicule renferme 40 grammes de bile épaisse, poisseuse, de couleur rouge brun très sombre. La densité de la bile est 1,0302.

Reins. — De volume normal, pesant : le droit 170 grammes, le gauche 200 grammes, lisses ; capsule un peu adhérente. La surface des coupes présente une coloration rougeâtre, déjà notée pour les autres viscères, mais ici moins prononcée.

Capsules surrénales. — Coloration brun sombre de la substance médullaire, brun clair de la substance corticale. Volume et consistance normaux. Poids : droite 8 grammes, gauche 6 grammes.

Rate. — Volumineuse, lisse, de consistance un peu molle. Coloration rouge tirant sur le roux. Poids : 370 grammes.

Poumons. — Absolument indemnes de tuberculose. Œdème tremblottant des parties déclives et particulièrement des bords des lobes inférieurs. A la section, parenchyme spongieux aéré, d'une couleur jaunâtre, avec des îlots atélectasiés d'un brun roux.

Pas de bronchite.

Le poumon gauche pèse 850 grammes, le droit 580 grammes.

Cœur. — Adhérences celluleuses serrées unissant sur de larges surfaces les deux feuillets du péricarde. Le cœur a la forme d'une besace. Dilatation du ventricule gauche et surtout du ventricule droit. Valvule mitrale un peu épaissie, louche. Légère induration du bord d'insertion des valvules sigmoïdes. La paroi du ventricule est un peu épaissie, elle est assez facile à déchirer et montre une coloration brun roux uniforme très caractéristique.

Ganglions lymphatiques. — Tous les ganglions abdominaux et

.thoraciques sont un peu augmentés de volume, mous, d'un rouge brun sombre.

Le cerveau n'a pas été examiné.

L'examen microscopique des organes à l'état frais montre une accumulation considérable de pigment ferrugineux en granulations et en gouttelettes, noircissant par le sulfure ammonique : 1º dans la rate, où l'on rencontre beaucoup de cellules renfermant un ou deux globules sanguins bien conservés et de gros corps granuleux pigmentaires ; 2º dans les cellules hépatiques ; 3º dans les cellules glandulaires du pancréas ; 4º dans les ganglions lymphatiques ; 5_0 dans les fibres musculaires du cœur faciles à déchirer ; 6_0 en plus petite quantité dans les cellules épithéliales du rein.

L'examen du rein dans la substance corticale et intermédiaire, fait par dissociation dans une goutte de solution iodo-iodurée, ne montre aucune trace de glycogène.

Examen histologique des organes. — Foie, pancréas, reins, ganglions lymphatiques et cœur.

Les coupes de ces différents organes : foie, pancréas, ganglions lymphatiques et cœur, après durcissement dans l'alcool et avant d'être colorées par les réactifs, présentaient une coloration rappelant celle de la rouille de fer.

Foie. — Si l'on examine les préparations du foie à un faible grossissement, on est tout d'abord frappé de deux choses : d'une pigmentation considérable, plus marquée, en général, au niveau des espaces interlobulaires ou des parties qui les avoisinent, et de la présence d'un abondant tissu conjonctif, c'est-à-dire d'une cirrhose.

En examinant tout d'abord le parenchyme, nous remarquons, à côté de parties fortement colorées par le pigment, d'autres parties qui en sont presque dépourvues et qui tranchent par leur pâleur. Dans les parties pigmentées, les trabécules hépatiques ont gardé leur orientation normale, mais sont amincies et atrophiées, laissant entre elles des espaces plus larges qu'à l'état normal, à l'intérieur desquels nous notons la présence de pigment, tandis qu'au niveau des parties plus pâles les trabécules sont au contraire épaissies, irrégulières dans leur direction, et limitant des espaces correspondant aux capillaires sanguins, diminués de volume.

Si l'on examine plus attentivement les cellules hépatiques, voici ce que l'on observe : au centre des lobules, le protoplasma cellulaire est infiltré de fines granulations pigmentaires, le noyau est mal coloré et refoulé à la périphérie.

A mesure que l'on se rapproche de la périphérie du lobule, la cellule est complètement remplie de blocs de pigment, et le noyau a disparu. Certaines trabécules hépathiques, situées à la périphérie, ne présentent plus trace de structure cellulaire, mais sont dessinées par des masses de pigment bordées d'espaces plus clairs ; nous constatons également une accumulation de pigment au niveau des points où le tissu conjonctif périphérique semble s'insinuer dans le lobule.

Dans les parties pâles, les cellules hépatiques sont au contraire augmentées de volume, avec peu ou point de pigment à leur intérieur ; les noyaux sont volumineux, formant quelquefois des groupes de deux ou plus. Nous avons vu que les trabécules qu'elles forment sont élargies, irrégulières, laissent peu d'espace pour les capillaires sanguins, espaces dans lesquels on peut trouver quelques rares granulations pigmentaires. En somme, à ce niveau, il y a eu réaction du tissu hépatique, en un mot, hépatite nodulaire.

On trouve dans les capillaires quelques granulations pigmentaires. Au voisinage des amas pigmentaires, on constate la présence de leucocytes très reconnaissables.

Les espaces portes, agrandis par le développement anormal du tissu conjonctif, se continuent entre eux par de fines bandelettes conjonctives dont les bords, par endroits réguliers, poussent en d'autres points de petits prolongements qui s'insinuent sous forme de pointe à l'intérieur des lobules (ceci n'est pas fréquent). De cette façon, plusieurs espaces-portes se trouvent réunis et arrivent, dans quelques points, à enfermer la presque totalité d'un lobule sans jamais le circonscrire complètement. On trouve en effet des espaces-portes nettement isolés de leurs voisins. Nous pouvons caractériser cette cirrhose en disant qu'elle est périlobulaire.

Au niveau de la coupe de ces espaces on reconnaît la section des canalicules biliaires (pas plus nombreux qu'à l'état normal) dont l'épithélium, fortement coloré, tranche sur le reste de la préparation. Ces canalicules ont été intéressés par la coupe, les uns dans une direction perpendiculaire à leur axe, les autres suivant cet axe lui-même ou d'une façon plus ou moins oblique. L'intérieur de ces canalicules est en général libre et il est rare d'y rencontrer quelques blocs de pig-

4

ment. De plus, quoique, ainsi que nous l'avons déjà dit, leurs épithéliums soient bien colorés, on rencontre quelques points où cette coloration est imparfaite et où le protoplasma cellulaire est infiltré par des fines granulations de pigment ocre. La paroi de ces canalicules semble légèrement épaissie.

Dans les mêmes espaces on note des sections de veines-portes, dont les parois paraissent normales et dont l'intérieur contient un magma mal coloré dans lequel on reconnaît des stromata globulaires, quelques leucocytes pigmentés et des cellules de l'endothélium vasculaire.

La section n'a pas porté sur des artères d'un calibre considérable, mais seulement sur des capillaires qui paraissent normaux.

Le tissu conjonctif qui forme la charpente de ces espaces-portes est assez développé et riche en éléments cellulaires, mais ce qui prédomine, c'est l'énorme quantité de pigment qui est déposé sous forme de grosses traînées séparées par du tissu conjonctif un peu épaissi et occupant à lui seul autant d'étendue que tous les autres éléments réunis. Ces traînées sont composées de véritables blocs de pigment ocre, qui par leur forme et leur disposition semblent comprises dans le réseau lymphatique de la glande. On trouve encore du pigment dans les cellules propres du tissu conjonctif sous forme de fines granulations. D'une façon générale, le pigment est accumulé à la périphérie des espaces-portes et par conséquent à la périphérie des lobules.

Ajoutons que l'on rencontre aussi des leucocytes dont quelques-uns pigmentés.

Si l'on traite les coupes par le sulfure ammonique, on voit apparaître de suite une coloration noire intense, et, si au lieu de les traiter par le sulfure ammonique on les traite d'abord par une solution de ferro ou ferricyanure de potassium, puis par l'acide chlorhydrique, on obtient une coloration bleu de prusse. Nous reviendrons plus tard sur la technique de ces diverses réactions.

Ces dernières nous démontrent de la façon la plus évidente la nature ferrugineuse du pigment.

Il nous reste maintenant à interpréter ces faits, c'est-à-dire à en faire la physiologie pathologique, telle que nous la comprenons. Nous y reviendrons avec plus de détails quand nous étudierons la pathogénie de ces lésions.

A notre avis, la lésion atrophique des cellules hépatiques est secondaire à l'exagération des fonctions de ces dernières dans l'élimination de ce pigment. C'est d'abord une infiltration granuleuse de la cellule qui se produit, amenant son atrophie, et enfin sa disparition complète et sa substitution par de gros blocs de pigment.

Ce pigment reconnaîtrait pour origine une active et incessante destruction globulaire et la transformation, par des réactions inconnues, de l'hémoglobine dissoute en pigment ferrugineux.

Nous venons de parler de l'élimination par le foie de ce pigment. Ici, nous nous trouvons en présence de trois hypothèses:

1° L'élimination par la voie biliaire ;

2° Par la voie veineuse ;

3° Enfin par la voie lymphatique.

En réalité, il se fait une élimination partielle par la voie biliaire, comme nous le prouve la présence de gros blocs de pigment à l'intérieur des canalicules biliaires, ainsi que l'infiltration de leurs cellules épithéliales ; de même, cette élimination est moins importante par la voie veineuse où l'on trouve des leucocytes pigmentés ; mais l'élimination par la voie lymphatique prend le dessus, et c'est en effet par cette voie que se fait la plus grande élimination. La distribution du pigment, sous forme de grosses traînées ou par blocs, dans les interstices du tissu conjonctif et à la périphérie des lobules, nous entraîne vers cette opinion.

A l'appui de cette manière de voir, nous pourrons invoquer la présence de lésions dans les ganglions lymphatiques. Les ganglions lymphatiques, placés au niveau du hile du foie, sont en effet complètement imprégnés de pigment.

Cette manière de comprendre l'élimination exagérée de pigment par le foie nous amène à expliquer la pathogénie de la cirrhose. Celle-ci est due, sans aucun doute, en plus grande partie à l'irritation produite par l'accumulation de ce pigment dans les voies lymphatiques et à l'épaississement consécutif des parois de ce réseau.

Pancréas. — On est tout d'abord frappé par l'abondance du pigment qu'il renferme. Ce pigment est reporté dans le parenchyme et dans le tissu conjonctif.

Le protoplasma des cellules glandulaires est infiltré de fines granulations jaunâtres, plus marquées dans les cellules périphériques des acini, où l'on distingue des granulations beaucoup plus grosses. Dans quelques points, les cellules sont atrophiées, leur noyau est plus pâle, plus petit, et enfin on note la nécrose complè te des cellules. Dans les espaces lymphatiques clairs qui bordent les acini, on trouve encore de grosses granulations pigmentaires.

Mais la plus grande partie du pigment est disposé sous forme de gros blocs ou des grosses traînées formant réseau dans le tissu conjonctif qui entoure les lobules et les acini. Cette disposition et distribution du pigment montre d'une façon très évidente que son lieu d'élection est dans le système lymphatique de l'organe. La prédominance du pigment dans le système lymphatique est encore ici plus nette que pour le foie.

Dans les canaux excréteurs, on peut rencontrer des granulations de pigment, soit à l'intérieur des cellules épithéliales qui les tapissent, soit dans la lumière même des conduits. Mais ceci n'est pas général.

Il existe un peu de développement du tisssu conjonctif qui semble être en rapport avec l'accumulation du pigment.

Au niveau des agglomérations pigmentaires, on voit des leucocytes à leur périphérie et entre les blocs.

Le pigment dans le pancréas présente tous les caractères physicochimiques du pigment ferrugineux trouvé dans les autres organes.

Comment expliquer ces lésions ? Les cellules parenchymateuses infiltrées de pigment cherchent à s'en débarrasser. Pour cela, elles usent de leurs propres canaux excréteurs, mais la presque totalité de l'élimination se fait par la voie lymphatique. On peut suivre pour ainsi dire pas à pas les diverses phrases de cette élimination : et d'abord, à la suite de l'infiltration granuleuse des cellules périphériques des acini, on note la présence de blocs pigmentaires dans les espaces clairs lymphatiques, qui bordent les cellules et enfin la distribution en traînées de ce pigment dans le réseau lymphatique avoisinant.

Le développement du tissu conjonctif s'explique facilement par l'irritation des parois lymphatiques, produite par la présence du pigment dans ce réseau.

Reins. — Les coupes du rein ne présentent pas la coloration de rouille de fer remarquée pour les autres organes. En les traitant par le sulfure ammonique, au lieu de la coloration noire générale on note seulement çà et là quelques points noirs. Nous n'avons pas trouvé la réaction du glycogène.

En examinant ces coupes au microscope et après coloration, on constate tout d'abord qu'il existe très peu de pigment. Le pigment ici est réuni en foyer, sous forme de fines granulations infiltrant les cellules épithéliales de quelques tubes urinifères. On constate de rares granulations un peu plus grosses dans quelques glomérules. Mais ce qui frappe le plus dans l'examen de cet organe, c'est l'état dans lequel se trouvent les tubes contournés. Ces tubes sont dilatés et leur lumière est obstruée par une masse de mucus transparent et granuleux, piquetée de granulations pigmentaires, et qui paraît se continuer avec le protoplasma de la cellule dont le bord interne n'a pas de limites précises et se confond ainsi avec l'exsudat. Il est permis de croire que le mucus vient des cellules épithéliales des tubes contournés. Le noyau de ces cellules est parfaitement coloré et paraît augmenté de volume.

Pas d'autres lésions.

En somme, néphrite catarrhale due probablement à l'élimination de pigment par le rein, comme nous le prouve la présence de pigment à l'intérieur des tubes.

Ganglions lymphatiques. — Les ganglions sont complètement infiltrés de pigment, et l'on ne reconnaît qu'en de rares points la structure ganglionnaire. La différenciation entre les follicules et les travées médullaires n'est plus manifeste ; le pigment domine partout sous forme de blocs et de granulations ; en même temps on trouve du tissu conjonctif fibreux. Les rares points où l'on reconnaît la structure ganglionnaire semblent siéger à la périphérie du ganglion. Donc, ganglion rempli de pigment et fibreux.

Les lésions sont tellement avancées qu'il est impossible de rechercher le processus de pigmentation ; cependant, dans les points laissés plus ou moins intacts, on voit des cellules lymphatiques remplies de granulations pigmentaires,

Cœur. — Dans les coupes du cœur, regardées à un faible grossissement, on peut déjà noter une infiltration considérable de pigment qui se trouve à l'intérieur même des fibres-cellules et forme des traînées dans la direction des faisceaux. Ces traînées de pigment sont formées par de fines granulations groupées pour la plupart au pourtour du noyau, dont les uns sont moins bien colorés et d'autres complètement disparus. On rencontre également des pigments sous forme de gros blocs entre les faisceaux musculaires. La striation a presque disparu et ne persiste que dans quelques points. Cette persistance paraît correspondre à une moindre infiltration pigmentaire.

Pas de prolifération cellulaire ni conjonctive.

Dans le cœur donc, les cellules sont infiltrées de pigment ; cette pigmentation a amené une altération dans la nutrition des éléments, qui se manifeste par la diminution de la striation, la coloration moins prononcée des noyaux et enfin la nécrose. C'est de cette façon que nous croyons expliquer la présence de ces gros blocs de pigment dans les espaces interfasciculaires.

Ici comme dans les autres préparations nous avons constaté les réactions du pigment ferrugineux.

CHAPITRE III

ANATOMIE PATHOLOGIQUE

Nous devons maintenant résumer les lésions trouvées à l'autopsie, d'après les quatre observations relatées au chapitre précédent. Toutes ces observations ne sont pas, à cet égard, également complète ; c'est ainsi que l'observation I, due à Hanot et Chauffard, se limite à la description très étendue, il est vrai, des lésions d'un seul organe, le foie ; que l'observation II ne signale que l'état du foie, du pancréas et du rein. Dans l'observation de Letulle, enfin, l'examen anatomo-patologique porte sur le poumon, le foie, la rate et le cœur. Nous avons tâché d'être plus complet que ces derniers auteurs et pour cela nous avons passé en revue tous les principaux organes ; de sorte qu'en réunissant les données fournies par chacune des quatre nécropsies, il nous sera peut-être possible d'arriver à une connaissance à peu près complète des lésions.

Cependant certaines parties, telles que la *moelle osseuse*, les *muscles* et la *peau* ont encore échappé à nos investigations ; c'est un oubli que nous devons regretter fortement, et il serait à désirer que dans les observations à venir on fasse disparaître cette importante lacune.

Nous allons étudier successivement tous les organes à l'aide d'un double examen macroscopique et microscopique.

APPAREIL DIGESTIF. — Il est en général peu atteint. L'estomac a été trouvé, dans un cas, très petit et contracté (obs. IV). La muqueuse plissée présente tantôt une coloration rousse, surtout prononcée aux sommets des plis, tantôt de grandes plaques noirâtres au niveau de la grosse tubérosité (obs. II).

Le duodénum et la plus grande partie de l'intestin grêle présentent une coloration ardoisée, distribuée sous forme de larges plaques. Celles-ci peuvent atteindre 1^m,50 de long sur l'iléon et le cæcum. Quoique pâle et décolorée, la muqueuse est saine dans toute son étendue.

PÉRITOINE. — Larges taches pigmentaires ardoisées plus ou moins irrégulières, sur le feuillet viscéral, surtout au niveau du foie (obs. III). Cette pigmentation peut se généraliser à tout le péritoine, qui prend une teinte uniformément noirâtre. Si l'on regarde l'épiploon par transparence, on voit que la pigmentation est due à un fin pointillé.

Dans deux cas, l'abdomen renfermait de 5 à 8 litres d'un liquide qui au début avait une coloration brunâtre ; dans ce dernier cas (obs. III), il y avait une péritonite généralisée.

APPAREIL RESPIRATOIRE. — Les parties déclives du poumon sont souvent congestionnées, quelquefois même atélectasiées et colorées en brun roux ; la splénisation peut devenir très intense comme dans l'observation I ; les poumons de notre malade présentent une hypostase prononcée avec œdème tremblotant aux deux bases. Dans l'observation II, le lobe supérieur renferme quelques nodules caséeux et on constate en même temps des granulations sous-pleurales.

Le tissu conjonctif périvasculaire et péribronchique est fortement épaissi et infiltré de pigment. On retrouve ce pigment jusque dans les parois des alvéoles pulmonaires, sous forme de blocs jaune brunâtre (obs. III).

APPAREIL CIRCULATOIRE. — Dans deux cas, le cœur a été trouvé dilaté (obs. III et IV) ; cette dilatation porte tantôt sur le ventricule droit (obs. IV), tantôt sur le ventricule gauche (obs. III). Les valvules sont généralement saines ; dans l'observation IV, il y avait cependant un léger épaississement du bord d'insertion des sigmoïdes aortiques.

Le myocarde peut présenter les signes d'une dégénérescence avancée, caractérisée par la flaccidité du tissu et sa couleur feuille morte, sur laquelle apparaissaient, à la coupe, des taches brunâtres. Mais cette coloration brunâtre peut s'étendre à tout le myocarde d'une manière uniforme, ainsi que nous l'avons indiqué dans l'observation IV, où ce mode de pigmentation était très caractéristique.

A l'examen microscopique, ces lésions apparaissent comme une infiltration pigmentaire des cellules musculaires avec dégénérescence consécutive. En effet, les granulations jaune brunâtre s'accumulent dans les cellules myocardiques et enserrent le noyau qui disparaît. Parallèlement, diminution de la striation ; en dernier lieu, la cellule est remplacée par de gros blocs de pigment.

On retrouve des amas pigmentaires dans les espaces interfasciculaires où on peut les voir quelquefois se continuer avec les cellules musculaires éventrées.

Dans les observations III et IV, il existait une symphyse cardiaque à peu près générale, avec plaques laiteuses sur le péricarde. Ce dernier était fortement pigmenté au niveau du centre aponévrotique du diaphragme (obs. III).

FOIE. — Le foie est constamment augmenté de volume et de poids ; ce dernier varie entre 1 kil. 720 gr. et 2 kil. 550 gr. La surface est chagrinée et la capsule un peu adhérente. La coloration générale de l'organe est d'un brun roux très remarquable. Sa consistance est augmentée, de sorte que la glande est ferme, résistante, coriace. La surface des coupes présente des granulations fines, égales ou non, généralement lisses, quelquefois à peine saillantes. Leur coloration est tantôt d'un brun roux uniforme (coloration qui s'étend également aux travées conjonctives qui les séparent); tantôt sur le fond rouge brun se détachent des taches noirâtres ou jaunâtres. Dans les travées fibreuses regardées à la loupe, on remarque parfois des taches ou des traînées noirâtres.

Les voies biliaires sont libres jusqu'à l'abouchement du cholédoque dans l'intestin.

Les caractères histologiques consistent en :

1° *Accumulation de pigments ferrugineux dans les cellules hépatiques.* — Cette pigmentation se présente tantôt sous forme de fines granulations infiltrant le protoplasma cellulaire, tantôt sous forme de granulations beaucoup plus grosses et enfin sous forme de gros blocs. En général, les trabécules qui avoisinent les espaces-portes en contiennent en plus grande quantité, et dans quelques-unes même le pigment s'est substitué complètement à la cellule.

2° *Altération de la nutrition de la cellule.* — Les cellules chargées de pigment sont généralement atrophiées, leur protoplasma se colore mal, leur noyau petit, pâle, refoulé à à la périphérie, s'atrophie et finit par disparaître. A la périphérie des lobules, c'est-à-dire dans les points où l'infiltration pigmentaire est plus abondante, les cellules disparaissent et laissent à leur place le pigment qu'elles contenaient. Un grand nombre de ces petits blocs peuvent se réunir et former alors des traînées qui remplacent complètement les trabécules. A ce niveau, ces trabécules remplies de pigment sont bordées de bandelettes hyalines.

Dans l'observation IV, le foie présente des foyers d'hépatite nodulaire avec hypertrophie des cellules hépatiques et de leurs noyaux. Ces noyaux volumineux se groupent par deux ou par trois.

La dégénérescence graisseuse des cellules situées au centre du lobule a été notée dans un seul cas (obs. I).

3° *Cirrhose.* — La cirrhose très étendue dans un cas (obs. I) est moins marquée dans les autres. Elle est irrégulière et se traduit par l'épaississement des espaces-portes seuls ou avec formation en même temps de bandes fibreuses parties de ces points et qui intéressent plus ou moins les lobules, — soit par la présence à l'intérieur du lobule d'un tissu fibreux qui semble procéder quelquefois du système veineux sus-hépatique et qui vient quelquefois se réunir au tissu conjonctif périphérique (cirrhose bi-veineuse de Hanot et Chauffard, et Letulle). Cette cirrhose n'est pas annulaire ; si on pouvait lui assigner un caractère général, elle serait plutôt périlobulaire (obs. IV).

La distribution de la cirrhose semble correspondre à celle du pigment. Au milieu de ce tissu cirrhotique, on remarque en effet la présence constante d'une très grande quantité de pigment, disposé soit sous forme de blocs, soit en forme de réseau. Le microscope dénote en outre la présence de cellules de tissu conjonctif et de leucocytes, dont quelques-uns pigmentés. Dans deux cas (obs. I et II), on note la présence de très nombreux canalicules biliaires et dans trois cas de l'endartérite chronique (obs. I, II et III).

En résumé, donc, le parenchyme hépatique, certainement affaibli, disparaît au moment où il est envahi, à la suite de l'infiltration pigmentaire, par l'atrophie, la nécrose des cellules et la cirrhose. Cependant nous avons vu que dans un cas il a réagi et présente des foyers d'hépatite nodulaire.

Diapédèse. — On trouve des leucocytes à la fois dans les espaces conjonctifs et à l'intérieur même du parenchyme, et dans ces deux cas autour et entre les deux blocs de pigment. Cette diapédèse paraît être déterminée par la présence du pigment ferrugineux.

PANCRÉAS. — N'a été examiné que dans deux cas, son poids a varié entre 75 et 115 grammes. De consistance tantôt normale, tantôt augmentée, il présente une coloration brun roux (obs. IV), ou une couleur de chair musculaire (obs. II). A la coupe, les acini colorés en brun paraissent diminués de volume par le fait d'une sclérose périlobulaire, mais surtout périacineuse. Canal de Wirssung normal et vide.

A l'examen histologique, pigmentation très riche, surtout marquée au niveau des espaces conjonctifs, comprise dans le réseau lymphatique. Les cellules du parenchyme sont infiltrées de pigment, qui apparaît sous forme de fines granulations surtout marquées dans les cellules de la périphérie des acini. Il peut arriver que consécutivement les cellules parenchymateuses s'atrophient ou se nécrosent.

RATE. — Le poids de cet organe varie de 30 à 450 grammes (obs. III). La rate est volumineuse, lisse, de consistance molle. Sa coloration générale est d'un brun roux. Périsplénite constatée dans un cas (obs. III).

L'examen microscopique accuse des dépôts de pigment dans la pulpe splénique, avec dégénérescence des artères (obs. III) et formation de tissu conjonctif autour d'elles.

REIN. — Normal comme volume, mais le poids arrive dans un cas (Obs. IV) jusqu'à 170 et 200 grammes (droit et gauche), leur surface est lisse.

A la coupe le tissu paraît résistant, d'une teinte rougeâtre ou brunâtre parsemée de quelques points noirs.

L'examen microscopique démontre que la coloration est

produite, soit par une pigmentation diffuse (obs. II), soit par de fines granulations à l'intérieur des cellules épithéliales de quelques tubes urinifères.

Néphrite catarrhale (obs. IV) consistant en dilatation des tubes contournés ; altérations des cellules épithéliales et accumulation de mucus à l'intérieur des tubes, dans lesquels on remarque de fines granulations pigmentées.

Dans un autre cas (obs. II), on ne trouve pas de lésions nettes, sauf une pigmentation diffuse du protoplasma des cellules épithéliales, qui revêtent ainsi une teinte brune uniforme.

GANGLIONS LYMPHATIQUES. — Ils ont été examinés une seule fois (obs. IV).

Les ganglions abdominaux et thoraciques un peu volumineux, mous et d'une coloration brun sombre.

A l'examen microscopique, on les trouve complètement infiltrés de pigment.

CHAPITRE IV

PATHOGÉNIE

Un des points les plus frappants de la description clinique de la cachexie pigmentaire du diabète est certainement la coloration particulière des téguments. Nous avons vu son importance au point de vue du diagnostic. Notre chapitre d'anatomie pathologique nous a démontré, en outre, que cette pigmentation n'est pas limitée à la peau, mais qu'elle fait partie d'une infiltration pigmentaire généralisée à tous les organes.

Nous devons nous demander maintenant quelle est l'origine de ce pigment et rechercher s'il y a une cause générale qui en explique la formation et la dissémination dans toute l'économie. Au point de vue de sa distribution, il est important de remarquer que le foie est un des organes le plus fortement atteint. Connaissant ce fait et le rôle de la glande hépatique dans la transformation et l'élimination des pigments, nous ne serons point étonnés de voir certains auteurs rechercher, dans cet organe, l'unique source du processus de pigmentation. C'est là l'idée émise par MM. Hanot et Chauffard, lorsqu'ils supposent que l'hypergénèse pigmentaire résulte d'une suractivité fonctionnelle du foie.

Dans le diabète, disent-ils, en même temps que la cause générale primitive qui produit l'hyperglycémie, d'autres influences viennent agir sur la cellule hépatique : ce sont l'altération du sang et l'insuffisance d'irrigation qui succède à l'artérite. La phrase suivante que nous empruntons à ces auteurs exprime bien leur pensée :

« Dans cette évolution morbide, complexe ou apparente, et cependant d'un seul tenant, le protoplasma hépatique obéit à une seule formule, c'est-à-dire à l'hypergénèse de ses autres éléments constitutifs biliaires et pigmentaires. » De même que la cellule en suractivité peut produire en excès du glycogène, du sucre ou de la bile, de même elle peut produire de pigment en excès.

« Il est évident, concluent ces auteurs, que dans nos deux cas c'est précisément cette hypergénèse pigmentaire qui a pris le dessus ; il en était de ce pigment noir ce qu'il en est du pigment biliaire dans la cirrhose hypertrophique avec ictère. »

Ce serait donc le foie diabétique seul qui fabriquerait les masses du pigment qui infiltre les éléments et qui, résorbé par les capillaires, diffuserait dans tout l'organisme.

Quant à la sclérose, elle ne serait pas secondaire à une réaction péricanaliculaire pas plus qu'à l'irritation des organes lymphatiques par le pigment ; c'est une simple régression conjonctive du protoplasma hépatique concomitante des régressions glycogénique, biliaire et pigmentaire.

M. Letulle fait une critique serrée des théories pathogéniques exposées par MM. Hanot et Chauffard.

Considérant l'énorme quantité de pigment accumulé dans tout l'organisme, il fait d'abord remarquer qu'on ne peut arriver à l'expliquer par une simple exagération des fonctions de la cellule hépatique. La marche des symptômes est encore une objection à cette théorie. Il suit l'évolution du pigment dans les cellules hépatiques et constate que, dès le début de l'infiltration pigmentaire, le noyau pâlit, disparaît, le protoplasma s'atrophie, la cellule perd sa forme. Cette constatation amène à songer plutôt à une *dégénérescence* qu'à une *hypergénèse pigmentaire* des cellules du foie.

Mais la nature nouvelle de la dégénérescence des éléments nobles du foie serait-elle suffisante pour nous expliquer l'accumulation du pigment dans tous les organes, cette mélanose généralisée pour ainsi dire à tous les tissus? Cela paraît bien difficile, et il semble à M. Letulle qu'il faut chercher ailleurs que dans un simple excès de fonctionnement de la cellule, la cause de cette pigmentation exagérée.

L'examen des faisceaux musculaires du cœur vient le renseigner plus exactement à cet égard en lui montrant que cette cellule-fibre est chargée de pigment; ce pigment, à un moment donné, rompt son enveloppe et tombe dans les espaces interfasciculaires.

Y aurait-il pour le cœur, comme pour le foie, hypergénèse pigmentaire des éléments? Certainement non. C'est une simple surcharge de pigment, qui reconnaîtrait pour origine une dégénérescence pigmentaire de l'hémoglobine, dont la cellule musculaire est si riche à l'état normal. L'hémoglobine hépatique, l'hémoglobine musculaire, en un mot l'hémoglobine de constitution, subirait dans chaque organe une dégénérescence *in situ*. En même temps que cette altération de l'hémoglobine des organes, il y aurait bien une altération de l'hémoglobine générale de la circulation, mais ce seraient des altérations simplement concomitantes. A ce propos, il fait remarquer combien il est regrettable que les altérations du sang n'aient pas été étudiées dans le diabète avec une assez grande attention. M. Letulle rappelle cependant certains examens du liquide sanguin dans lesquels on note sa plus haute densité (1,030 à 1,035), sa surcharge par le sucre et l'urée, son état visqueux, la tendance adhésive des globules rouges, enfin les points noirs qu'a constatés Fonberg.

Cette idée de l'origine hématique du pigment est un progrès réel sur la théorie cellulaire de MM. Hanot et Chauffard, mais M. Letulle nous paraît moins heureux quand il accepte que la dégénérescence pigmentaire de l'hémoglobine se fait principalement *in situ*, aux dépens de l'hémoglobine de constitution des cellules, et surtout quand il admet que la condition pathogénique par excellence de cette altération du sang réside dans l'altération antérieure des cellules hépatiques et même dans la cirrhose du foie.

C'est ce qu'il exprime nettement quand il dit : « S'il me fallait formuler une opinion pathogénique, je mettrais en parallèle l'hyperglicémie chronique et la cachexie diabétique ; je rappellerais que celle-ci résulte de déperditions considérables (glycosurie, azoturie) et d'altérations dégénératives. Je montrerais qu'il y a là un terrain pathologique éminemment favorable aux diverses dégénérescences communes à toutes les maladies organiques prolongées. Je concluerais que le sang, ce tissu le plus directement impressionné par le sucre en excès, doit souffrir dans ses éléments les plus nobles, les globules rouges, et peut s'altérer profondément, surtout peut-être lorsque la glande hépatique, ce puissant émonctoire du sang, est désorganisée par la cirrhose. Ainsi s'expliquerait, sans doute, la subordination de la dégénérescence pigmentaire aux altérations chroniques progressives du foie. »

Mais, quoique M. Letulle arrive à conclure que le pigment trouvé dans les organes vient d'une dégénérescence particulière de l'hémoglobine, nous lui reprocherons de n'avoir apporté aucun fait précis qui vienne nous convaincre de la nature hématique du pigment. Nous ne voyons pas bien, d'ailleurs, quelle cause irait agir uniquement sur cette hémoglobine de composition; l'on ne saisit pas davantage la distinction que M. Letulle fait entre l'altération *in situ* et l'altération générale du sang. Il doit, pour cela, invoquer une

5

théorie pathogénique qui trouve la cause première de l'altération du sang dans une lésion de la cellule hépatique ou dans la cirrhose même.

Nous allons chercher à démontrer :

1° Par des caractères physico-chimiques précis, la nature hématique du pigment ;

2° Par un examen histologique complet, la succession des faits suivants :

Dissolution de l'hémoglobine du sang sous l'influence d'une cause générale primitive ; transformation de l'hémoglobine en granulations pigmentaires par action particulière du protoplasma cellulaire; élimination exagérée et accumulation du pigment dans les organes par irritation et atrophie consécutive des cellules; élimination supplémentaire par la voie lymphatique.

Le pigment est d'origine hématique. — Nous avons vu que MM. Hanot et Chauffard, que M. Letulle ne faisaient que signaler la couleur ocre du pigment que l'on rencontre dans la cachexie diabétique, sans aller plus loin dans la recherche de ses caractères précis. Les recherches de Perls (1), de Quincke (2), les recherches de M. le professeur Kiener, ont montré toute l'importance de cette détermination de la nature du pigment par la connaissance de ses caractères.

Ces auteurs, dans l'étude de maladies qui produisent une destruction globulaire bien nette, ont démontré que les pigments qui en résultent présentent, au même titre que ceux des anciens foyers sanguins, toutes les réactions chimiques des sels de fer. L'existence ou non de cette réaction en présence d'un pigment déterminé permettra d'affirmer ou d'éliminer d'em-

(1) Perls, *Nachweis von Eeisenoxyd in gewissen Pigmenten* (*Virchow Arch.*, XXXIX, 1867).

(2) Quincke, *Beiträge zur Lehre von Icterus* (*Virch. Arch.*, B. XCV, 1885).

blée son origine hématique. On en voit donc toute l'importance.

Aussi avons-nous étudié complètement les caractères physico-chimiques des blocs de pigment que l'on trouve dans la cachexie bronzée du diabète, et cela sur des coupes prises dans les divers organes. Nous avons été fortement poussé dans cette voie par notre maître M. Kiener, qui, il y a longtemps, avait pressenti la nature hématique du pigment de la cachexie bronzée, et qui nous a fourni l'occasion d'en acquérir la certitude. Voici, en effet, ce que ce maître dit dans son *Traité des maladies des pays chauds*, page 611: « Bien qu'il ne soit pas question, dans les travaux de ces auteurs, des réactions ferrugineuses du pigment qu'ils ont observé, nous ne doutons pas que celui-ci soit identique avec le pigment étudié par Perls et Quincke. »

Les expériences auxquelles nous nous sommes livré ont été faites dans le laboratoire d'anatomie pathologique de la Faculté. Nous sommes arrivé à conclure qu'il y a analogie complète entre le pigment de la cachexie bronzée, celui de la cachexie paludéenne et le pigment que Quincke a trouvé dans le foie, les reins et le pancréas de malades atteints d'anémie pernicieuse.

Caractères physiques.— Ces produits colorés, qui varient du brun au jaune pâle, se présentent sous la forme de granulations extrêmement fines, de granulations plus grosses ou de blocs volumineux. Ces blocs ont des contours nets et paraissent de consistance ferme.

Caractères chimiques. — Ils présentent les caractères chimiques que M. Kiener a décrits pour le pigment ocre de la cachexie paludéenne et que Perls a signalé dans les foyers hémorragiques ou dans les viscères à la suite de diverses maladies.

Ce pigment est insoluble dans l'eau et dans l'alcool et résiste à l'action des acides forts et de la potasse, ce qui prouve qu'on n'a pas affaire à de simples fragments de globules rouges.

Mais c'est bien un dérivé de l'hémoglobine, car il renferme du fer. Ce fer à la suite d'un dédoublement devient libre dans les tissus, sous forme d'hydrate d'oxyde de fer (Kunckel) qui, en dehors de la coloration rousse qu'il donne à ces tissus, est décélé par le sulfure ammonique. Ce dernier, en effet, colore le pigment en noir. De plus, par action successive du ferro ou ferricyanure de potassium et de l'acide chlorhydrique, on colore ce pigment en bleu, par la formation d'un beau bleu de Prusse.

Tous les organes de notre malade ont répondu à ces diverses réactions d'une façon très nette. Il nous paraît utile de dire quelques mots de la technique à suivre en pareil cas.

Technique. — Pour obtenir la coloration noire du pigment par le sulfure ammonique, on lave soigneusement la coupe, et à l'aide d'une baguette de verre on laisse tomber une goutte de sulfure ammonique. On lave immédiatement la préparation de façon à éviter le dépôt de soufre qui se produirait si on la laissait exposée quelque temps à l'air. En effet, l'air du milieu respiratoire dans lequel on opère est chargé d'acide carbonique qui précipite le soufre et donne un aspect laiteux à la préparation. La seconde réaction consiste dans l'emploi du ferro ou ferricyanure de potassium et de l'acide chlorhydrique.

Après de nombreux tâtonnements, nous nous sommes arrêté au procédé suivant :

Bien laver la préparation à l'eau, l'égoutter et la plonger ensuite pendant trois à quatre minutes dans une solution de de ferro ou ferricyanure de potassium à 10 pour 100. Quand on la retire de ce bain, il faut avoir le soin de la bien égoutter en tenant inclinée la lame sur laquelle on l'a reçue, de façon à produire une demi-dessiccation. A ce moment, faire passer rapidement une solution d'acide chlorhydrique à moitié et laisser sécher à l'air. A mesure que la dessiccation se produit, on voit la préparation, d'abord incolore, prendre une teinte de plus en plus bleue. On achève la dessiccation au soufflet, puis on monte dans le xylol et le baume.

Nous recommandons de ne pas laisser la préparation trop longtemps en contact avec l'acide chlorhydrique, car le bleu de Prusse formé se dissoudrait au fur et à mesure de sa production et diffuserait vers les éléments anatomiques. Pour la même raison, on ne se servira ni de l'alcool, ni de l'essence de girofle.

En procédant de cette façon, nous avons pu obtenir de belles préparations sur lesquelles le pigment est seul coloré en bleu, avec quelquefois cependant une très légère diffusion.

Si nous analysons tous ces caractères, il n'est pas douteux que nous ayons affaire à du pigment ferrugineux, c'est-à-dire à un pigment qui trouvera son origine première dans le sang. Ces caractères nous indiquent en outre qu'il n'est pas préformé dans le sang et qu'il n'est pas dû à la présence de globules rouges accumulés dans les tissus.

Cette surcharge ferrugineuse des organes se rencontre dans les maladies où la destruction globulaire est activée et où l'hémoglobine dissoute s'extravase dans les cellules des divers organes.

C'est Quincke qui a surtout étudié cet état morbide et l'a nommé *siderosis*. Il en trouve un frappant exemple dans la cachexie décrite par Biermer sous le nom d'anémie pernicieuse progressive. Mais tandis que Quincke attribue aux leucocytes le rôle de distributeurs du pigment, MM. Kiener et Engel sont venus démontrer par des expériences sur des animaux, avec le sulfure de carbone et le toluylendiamine, que le pigment n'est pas transporté dans les organes, mais qu'il est formé aux dépens de l'hémoglobine dissoute et extravasée dans les cellules même de la rate, de la moelle osseuse du foie et du rein.

Ces auteurs, d'après la note dans laquelle ils communiquent leur résultat à l'Académie des sciences (*C. R. des sciences*, 12 septembre 1887, p. 465), ont injecté à des chiens et à des lapins une substance toxique, la toluy lendiamine, qui est au plus haut degré un agent destructeur des globules sanguins. A la suite de son action chez les animaux, on note les trois grands phénomènes suivants : ictère, hémoglobinurie, accumulation, du pigment dans les organes.

Dans le cas d'intoxication relativement rapide, l'ictère est constant, et déjà au bout de vingt-quatre heures on constate dans la rate, la moelle osseuse, le foie, une accumulation de pigment aux dépens de l'hémoglobine diffusée dans le protoplasma des cellules. On n'a pas affaire à une simple incorporation de globules rouges, et, en effet, le premier indice de la surcharge ferrugineuse des éléments anatomiques est une coloration noire verdâtre diffuse, rendue manifeste par l'action du sulfure ammonique. Lorsque le pigment devient plus abondant, il se réunit en gouttelettes jaunes et réfringentes de plus en plus grosses dans le protoplasma des cellules.

Dans le cas d'intoxication chronique, on n'observe plus ni ictère ni hémoglobinurie, mais de l'amaigrissement, une anémie profonde, la mort dans le coma. A l'examen des organes, on trouve que la rate, la moelle des os et le foie renferment une quantité de pigment bien plus grande que dans les cas d'intoxication aiguë.

Ces diverses expériences nous démontrent donc que l'effet d'une dissolution aiguë du sang : ictère, hémoglobinurie, formation de pigment, et ceux d'une intoxication chronique : accumulation de pigment dans les organes, sont des phénomènes de même valeur. La destruction globulaire est rapide dans un cas, moins rapide dans l'autre ; de là toutes les différences. C'est ce que l'on voit pour la cachexie bronzée, qui ne nous permet de constater que le dernier terme de la transformation de l'hémoglobine, la pigmentation. (Malheureusement, en effet, les troubles du sang dans le diabète sont trop peu connus pour que nous puissions indiquer le processus d'altération.)

C'est d'ailleurs le fait que l'on constate dans toutes les maladies générales agissant sur le liquide sanguin, telles que la cachexie paludéenne ou l'anémie pernicieuse. Dans tous les cas, nous avons affaire à un procesus chronique qui ne se manifestera que par un pigment ayant les caractères du pigment ferrugineux.

On peut se demander comment il se fait que dans un processus chronique l'élimination ne soit pas suffisante pour enlever la plus grande quantité de l'hémoglobine dissoute.

Les cellules glandulaires supportent un surcroît d'élimination dont le premier indice est une infiltration finement granuleuse qui se traduit par l'action du sulfure ammonique, par une coloration noir verdâtre diffuse.

Cet excès de travail d'élimination et d'infiltration incessante de la cellule par le pigment finit par l'altérer dans sa nutrition. La cellule s'atrophie, le protoplasma est remplacé petit à petit par des blocs de pigment. Mais l'accumulation augmentant, l'élimination par les éléments glandulaires étant presque nulle, le pigment est repris par la circulation lymphatique. Ce sont là les conclusions auxquelles MM. Kiener et Engel arrivent aussi à la suite des expériences par la toluylendiamine.

Cette limitation du rôle éliminateur aux organes glandulaires qui en sont normalement chargés se retrouve dans certaines observations de cachexie diabétique (obs. II du mémoire de Letulle et obs. III du travail de Hanot et Schachmann).

Dans ces cas, en effet, le foie et le rein, mais principalement le foie, sont seuls le siège de l'infiltration pigmentaire, la peau et les autres tissus en sont indemnes.

Dans nos quatre cas de cachexie bronzée, au contraire, probablement à la suite d'un processus destructif ou d'altération globulaire plus intense, l'élimination par les organes glandulaires devient rapidement insuffisante et les voies lymphatiques sont consécutivement engorgées de pigment.

Tel est donc pour nous le processus pathogénique de ces formations pigmentaires : dissolution de l'hémoglobine sous l'influence d'une maladie générale, le diabète ; infiltration et suppression des fonctions éliminatoires des cellules glandulaires, généralisation de la pigmentation à tous les organes et à la peau.

Il est maintenant un point qui doit attirer notre attention et qui découle de l'étude pathogénique que nous venons de faire. Nous avons vu, en effet, dans les expériences de MM. Kiener et Engel, et dans notre observation personnelle, qu'à la suite de l'accumulation incessante du pigment et de la suppression des fonctions de cellules glandulaires, l'élimination cherche à se faire par la voie lymphatique. Nous voyons en effet que le système lymphatique du pancréas, du foie, et du cœur est gorgé de pigment.

Cette élimination produit une irritation des parois, avec épaississement et formation de tissu conjonctif. C'est surtout par ce processus lymphatique que nous expliquerons la formation de la cirrhose dans notre cas. Les vaisseaux en effet étaient sains et les canaux biliaires à peine un peu épaissis.

Au contraire, MM. Hanot et Chauffard, et Letulle rapportent la cirrhose à un épaississement du tissu conjonctif autour des vaisseaux et les canalicules biliaires. Mais si l'on relit attentivement leurs observations on est frappé de les voir noter la présence d'une abondante quantité de pigments dans les interstices du tissu conjonctif. Mis à côté de ce que nous avons vu chez notre malade, ceci nous amène à penser que l'irritation des vaisseaux lymphatiques est donc bien une cause active de cirrhose.

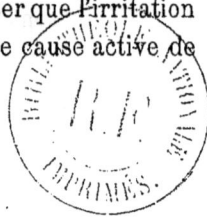

CONCLUSIONS

I. — Il existe une cachexie bronzée diabétique pouvant être différenciée, par des symptômes propres, de la cachexie ordinaire du diabète et des autres cachexies.

II. — Les symptômes particuliers sont : en premier lieu, la pigmentation particulière de la peau, qui est caractéristique ; suivent l'amaigrissement extrême, l'asthénie musculaire profonde, l'anorexie absolue et la mort dans le coma ou un état soporeux.

III. — Les lésions anatomiques consistent en une infiltration pigmentaire des organes éliminateurs, avec généralisation de cette pigmentation à toute l'économie.

IV. — La pigmentation n'est pas également marquée dans tous les organes ; parmi ceux qui sont le plus atteints, le foie vient en première ligne.

V. — La tolérance des organes pour l'accumulation de pigment peut être dépassée ; ils subissent alors des altérations dégénératives et irritatives.

VI. — Le pigment qui encombre les organes et se répand dans toute l'économie est du pigment ferrugineux de nature hématique.

VII. — La cause immédiate des symptômes et des lésions de la cachexie bronzée est l'accumulation même du pigment.

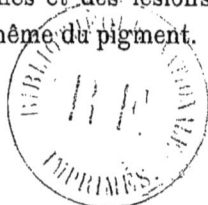

www.ingramcontent.com/pod-product-compliance
Lightning Source LLC
Chambersburg PA
CBHW030929220326
41521CB00039B/1731